Rêver en fin de vie

Rêver en fin de vie

TROUVER LE RÉCONFORT ET
L'APAISEMENT DANS LES RÊVES

Jeanne Van Bronkhorst

Traduit de l'anglais par
Danielle Champagne

ADA éditions

Éditeur : François Doucet
Traduction : Danielle Champagne
Révision linguistique : Féminin pluriel
Correction d'épreuves : Nancy Coulombe, Féminin pluriel
Conception de la couverture : Catherine Belisle
Photo de la couverture : © Thinkstock
Mise en pages : Sébastien Michaud
ISBN papier 978-2-89767-976-7
ISBN PDF numérique 978-2-89767-977-4
ISBN ePub 978-2-89767-978-1
Première impression : 2017
Dépôt légal : 2017
Bibliothèque et Archives nationales du Québec
Bibliothèque et Archives Canada

Éditions AdA Inc.
1385, boul. Lionel-Boulet
Varennes (Québec) J3X 1P7, Canada
Téléphone : 450 929-0296
Télécopieur : 450 929-0220
www.ada-inc.com
info@ada-inc.com

Diffusion

Canada :	Éditions AdA Inc.
France :	D.G. Diffusion Z.I. des Bogues 31750 Escalquens — France Téléphone : 05.61.00.09.99
Suisse :	Transat — 23.42.77.40
Belgique :	D.G. Diffusion — 05.61.00.09.99

Imprimé au Canada

Québec
Crédit d'impôt livres
Gestion SODEC

Financé par le gouvernement du Canada | Canada

Participation de la SODEC.
Nous reconnaissons l'aide financière du gouvernement du Canada par l'entremise du Fonds du livre du Canada (FLC) pour nos activités d'édition.
Gouvernement du Québec — Programme de crédit d'impôt pour l'édition de livres — Gestion SODEC.

À Ann Malain, qui a apporté dans ma vie
la joie et un sentiment d'appartenance, et pour tous les rêves que
nous portons dans notre cœur.

Table des matières

Remerciements

Je suis très reconnaissante à Susan Simmons pour son travail d'édition et d'encadrement. Durant nos rendez-vous téléphoniques hebdomadaires, elle m'a encouragée, a ri de mes blagues, m'a posé des questions pointues et, de façon générale, m'a assistée dans la laborieuse élaboration de mes idées afin de créer un produit final soigné. Elle est ma première et ma dernière lectrice et une bonne amie. Je me sens très heureuse de l'avoir rencontrée.

Angela Wix de Llewellyn Publications est une présence chaleureuse et généreuse qui a soutenu deux de mes livres en cours d'édition. Je lui suis redevable pour son travail et celui des nombreux membres du personnel de Llewellyn, en particulier Nanette Stearns, directrice de la rédaction, Katie Mickschl et Stephanie Finne, qui ont contribué à préparer mon manuscrit pour la publication. Avant d'être prêt à imprimer, un livre nécessite énormément de labeurs et je vous sais gré de m'avoir fait participer à plusieurs de ces étapes en cours de route.

Je dois une fière chandelle à tous ceux qui ont accepté d'être interviewés. Vos expériences, professionnelles et personnelles, sont le pilier de ce livre : Alice Priestly, Catherine (Kit) Martin, Christopher Sowton, Craig Knorr, Fiona Martins, Gail Tyson, Jay Libby, Judy Callahan, Katherine

Rose, Kathy Flores, Mary Van Bronkhorst, Michele Chaban, Monique Séguin, Peggy Zammit, Phyllis Russell, Susan McCoy, Susan Simmons, Tallulah Lyons et Tony Cheung. Merci beaucoup également à l'équipe de recherche du Center for Hospice and Palliative Care à Buffalo (New York) : Pei Grant, Christopher W. Kerr, Scott T. Wright et Rachel Depner. Votre travail novateur aidera beaucoup de gens.

Ma reconnaissance va aussi aux nombreux clients et familles que j'ai rencontrés et qui m'ont montré que la grâce et la guérison étaient possibles en fin de vie. Ils ont enrichi ma vision du monde et m'ont donné plusieurs occasions d'apprendre qu'il est important d'apprécier chaque moment de la vie. Je suis aussi reconnaissante envers mes collègues – les travailleurs sociaux, les infirmières, les médecins, les aumôniers, les coordinateurs volontaires, les bénévoles, les coordinateurs du programme de soutien dans le deuil, les administrateurs – qui ont partagé avec moi leur sagesse durement acquise au fil des ans. Les professionnels dévoués de Evergreen Hospice et de Hospice of Seattle, à Washington, de Thedacare at Home/Hospice, au Wisconsin, de Hospice and Palliative Care, au Manitoba, de Hospice Toronto et de Toronto Grace Health Centre Palliative Care aident les personnes à vivre pleinement la fin de leur vie avec humour, chaleur et passion. Cela m'a grandement inspirée.

J'ai eu la chance de découvrir à Toronto des personnes passionnément engagées dans le monde de l'écriture. Merci à la Canadian Authors Association, à la Writers' Union of Canada et au East-End Writers' Group pour leurs encouragements sous toutes les formes aux auteurs dans toutes nos activités littéraires variées.

Personne n'écrit en vase clos. J'éprouve de la reconnaissance envers mes amis et ma famille qui m'ont soutenue en s'informant de la progression de mon travail, en écoutant mes coups de gueule et en partageant leurs propres histoires. Grâce à vous, toujours prêts à compatir ou à célébrer avec moi selon les circonstances, j'ai maintenu le cap dans la folie de l'écriture. Merci aussi à mes compagnons rêveurs à l'Association internationale pour l'étude des rêves, dont la passion pour le travail et la recherche sur les rêves m'a ouverte à de nouvelles possibilités dans ce domaine.

Surtout, ma gratitude va à ma compagne, Ann, dont l'amour, le soutien et les encouragements m'ont amenée à l'écriture en premier lieu. Je suis consciente que tu m'as offert un présent très précieux et je promets d'en profiter au maximum chaque jour.

Jeanne Van Bronkhorst
31 juin 2014

Introduction

Il y a quelques années, Jerry, le père de Tallulah, était mourant. Durant la dernière semaine de sa vie, il était épuisé et fragile. Le personnel soignant le veillait jour et nuit, l'aidant à manger, à se reposer et à bouger un peu quand il avait de l'énergie. Rien de plus ne pouvait être fait et la famille s'est donc installée pour monter la garde. Voilà à quoi ressemble souvent la fin de la vie : pas de crise, pas de douleur ni d'action visible. Pour tout témoin – et peut-être pour lui-même –, il semblait ne plus avoir qu'à attendre la mort. Puis, au cours des derniers jours, il a fait un rêve qui a changé sa vie.

Jerry a rêvé qu'il écoutait sa femme jouer du piano. Leur mariage avait été instable et difficile et ils s'étaient maintes fois séparés au fil des ans. Sa femme avait été pianiste de concert avant de mourir, près de 20 ans plus tôt. Dans son rêve, Jerry était assis dans une grande salle de concert et écoutait cette exquise musique au piano. Puis il s'est rendu compte que c'était sa femme qui jouait, redevenue jeune et au sommet de sa carrière, et il a aussitôt senti monter en lui son amour et son admiration pour elle. Il a dit ceci à Tallulah :

> *La musique résonne dans la pièce et je me rends compte que c'est ta mère qui joue. Sa beauté et celle de la musique m'émerveillent. À la fin de la première partie, je me lève et me joins au public qui crie : « Bravo ! Bravo ! »*

Voici la description de Tallulah : « Papa s'est mis à pleurer de joie en me racontant son rêve. Sa joie et ses acclamations – *Bravo ! Bravo !* – ont fait naître ma propre joie et ma gratitude, ce rêve me semblant avoir créé une sorte d'harmonie générale. »

Ce rêve n'a pas révélé à Jerry de nouveaux traitements ni changé le cours de sa maladie. Il est mort quelques jours plus tard. Toutefois, son rêve a changé sa vie.

Il l'a ramené à une époque où sa femme était forte, énergique et dans son élément. À nouveau, il a pu reconnaître sa virtuosité et sa joie de créer de la belle musique – un cadeau pour ses auditeurs. Il l'a vue avec un regard aimant, en dépit de leurs querelles et blessures. Elle brillait plutôt d'un éclat pur et parfait. Il s'est rappelé et a à nouveau ressenti son amour profond malgré tous leurs problèmes.

Le rêve a aidé Jerry à se sentir en paix. Il s'est départi de certaines blessures et rancœurs qu'il portait encore en lui et a éprouvé le soulagement du pardon, tant pour son épouse que pour lui.

En écoutant son père raconter son rêve, Tallulah a perçu un changement dans son cœur. Elle a vu qu'il était capable d'amour et de paix et s'est sentie remplie de gratitude : « Cela me semblait comme un immense cadeau et je constatais que c'en était un pour lui aussi. »

Tallulah et son père ont pu partager ce moment parce qu'ils savaient déjà comment communiquer ensemble à propos de leurs rêves. Tallulah gagnait sa vie en travaillant avec les rêves et avait introduit le travail collectif sur les rêves dans des centres de traitement du cancer. Elle avait discuté de rêves avec son père assez souvent pour qu'au moment de sa mort il ait acquis suffisamment d'expérience pour se rappeler et raconter ses rêves.

Les rêves tels que celui-ci, qui favorisent la guérison de blessures rémanentes et l'appréciation d'amours anciennes, peuvent nous donner l'impression que nous n'approchons pas la fin d'un parcours, mais que nous posons plutôt le pied sur un seuil sacré. Nous nous attardons un instant, en sursis avec l'être aimé, entre les exigences du quotidien et l'inconnu qui nous attend, et nos rêves restent en nous. Ils nous font ouvrir notre cœur au moment précis de notre plus grande peur, apportant à la personne mourante une paisible acceptation, et aux proches endeuillés le soulagement et la gratitude.

À la fin de la vie, les rêves peuvent devenir de puissants alliés. Nos rêves nous connaissent déjà intimement, nous ayant rendu visite chaque nuit de notre vie. Durant la journée, les rêves nous ont donné des instants de lucidité et aidés à résoudre des problèmes, à apprendre de nouvelles tâches, à créer, à jouer et à tisser des liens avec des amis. Lorsque notre vie est menacée par la maladie et que notre cœur est jeté dans le chaos de la mort, cela ne devrait donc pas nous surprendre qu'ils viennent à nouveau à notre rescousse. Quand tout s'évanouit, les rêves apparaissent dans une nouvelle urgence, une nouvelle beauté. À la fin de la vie, les rêves nous offrent de l'espoir, du réconfort et la paix.

D'où vient mon intérêt pour les rêves

J'ai peu à peu découvert le pouvoir des rêves durant les 10 années où j'ai été travailleuse sociale dans un centre de soins terminaux. Au début, je ne tenais pas compte des rêves, comme la plupart des travailleurs sociaux, médecins, infirmiers et aumôniers en soins de santé. Mes visites à domicile comportaient tant d'autres tâches importantes que je manquais de temps pour interroger les clients et leur famille à propos des rêves. Je m'informais plutôt du traitement de la douleur, des habitudes alimentaires, des heures de sommeil et je leur demandais comment ils s'en sortaient. J'aidais les clients à s'inscrire à des services de livraison de repas à domicile ou de contrôle de sécurité par téléphone, à des programmes d'aide financière et de soins supplémentaires. Je me suis rendu compte que nous n'abordions pas de questions plus grandes, par exemple si la vie paraissait avoir du sens pour eux, ou leurs croyances, mais j'espérais qu'ils en discutent entre eux quand ils se retrouvaient seuls. Je me suis vite aperçue que beaucoup de clients et leur famille n'arrivaient pas à parler de leurs émotions plus profondes et j'ai compris que je devais trouver un autre moyen de favoriser et d'amorcer ces conversations importantes.

Un jour, je rendais visite à une autre cliente qui répondait poliment « ça va, ça va » à mes questions sur son état émotionnel. Plutôt que d'enchaîner sur la raison de ma visite, j'ai décidé de lui poser cette question : « Quel genre de rêves avez-vous faits dernièrement ? »

Elle a souri et s'est installée confortablement dans son fauteuil, avant de me narrer un rêve récent dans lequel elle avait reçu la permission de quitter ses fonctions de bénévole à son église. Elle n'avait pas pu le faire auparavant puisque tellement de gens comptaient sur elle. Son rêve l'a amenée à comprendre qu'elle était de plus en plus fatiguée et en colère. À son réveil, elle a su qu'il était temps d'arrêter. Nous avons ensuite discuté de l'église et de sa foi, de responsabilité, du sentiment d'utilité et de ses émotions après avoir quitté son poste.

Cette question toute simple me propulsait dans une nouvelle relation avec les clients et leurs rêves. Mes questions sur leurs rêves débouchaient naturellement sur des conversations portant sur leurs plus urgentes préoccupations, de même que sur des sujets plus profonds. Ces conversations n'auraient pas pu avoir lieu si je les avais interrogés sur les niveaux de douleur ou leurs habitudes alimentaires. Certaines personnes me parlaient de leur relation particulière avec les rêves. D'autres m'expliquaient leur philosophie de la vie. Parfois, un rêve poussait des clients à me dire comment ils interprétaient leur expérience de la maladie et de la santé. Peu importait la réponse, la question nous menait dans une conversation à propos de ce qui avait le plus d'importance pour eux à ce moment, ce qui me renseignait plus facilement sur l'aide dont ils avaient besoin.

Peut-être vous demandez-vous : si les rêves sont d'une aide si précieuse à la fin de la vie, pourquoi n'y a-t-il pas plus de gens qui s'en servent dans le cadre de leur travail ? Pourquoi personne ne s'en est-il rendu compte auparavant ? La réponse a plus à voir avec la culture moderne occidentale qu'avec nos rêves.

La plupart de nous ont appris que les rêves ne sont ni importants ni nécessaires à une bonne vie. Ainsi, nous ne faisons aucun effort pour nous les rappeler. Nous sommes trop occupés pour consacrer du temps à un truc non essentiel. Peut-être avons-nous été effrayés par des cauchemars que nous préférons tenir à distance. Parmi les personnes qui s'intéressent aux rêves, la plupart ont reçu subtilement l'avertissement de ne pas pénétrer dans ce monde mystérieux et sauvage sans l'assistance d'un guide – un thérapeute, un spécialiste du travail sur le rêve, un conseiller – offrant un cadre fiable pour interpréter les images qui nous arrivent.

Les personnes qui œuvrent en soins de santé ont entendu ces mêmes avertissements. La plupart hésitent à poser des questions sur les rêves puisqu'elles n'ont pas de formation pour guider la discussion qui s'ensuit. L'une de mes collègues m'a expliqué que puisque personne n'avait encore élaboré un outil d'évaluation ou un protocole d'intervention en ce qui concernait les rêves, elle ne se sentait pas à l'aise d'interroger les gens à ce sujet. Même en faisant fi de ce genre de préoccupations, la plupart des professionnels des soins de santé estiment qu'à l'approche de la mort les rêves sont trop défavorablement marqués par la douleur, la maladie ou les médicaments pour servir d'une quelconque façon. Ils affirment de plus que les gens qui ne subissent pas encore ces influences négatives n'ont pas l'énergie de rêver. Pourquoi alors les ennuyer avec de genre de questions ?

Malgré toutes ces hésitations bien compréhensibles, il se passe quelque chose d'extraordinaire quand nous prêtons attention à nos rêves à la fin de la vie. Que nous soyons la personne malade ou celle qui soutient un être aimé, nos rêves nous rappellent que nous pouvons trouver en nous la force d'affronter ce dernier grand mystère avec courage et sérénité.

Au fil des ans, j'ai conçu une méthode simple pour aider les gens à raconter leurs rêves et à leur accorder une valeur. Pour qu'ils se sentent plus à l'aise d'aborder ce sujet, je les invite soit à parler du fait de rêver ou à raconter un rêve. Je pose des questions faciles : « Qu'est-il arrivé dans le rêve ? », « Comment vous êtes-vous senti ? », « À quoi cela vous fait-il penser ? » Je n'offre pas d'interprétation, laissant plutôt le rêve et son sens guider la conversation. Je respecte leur capacité de donner du sens à leur expérience et j'ai rarement entendu un rêve qui était un mystère entier pour le rêveur. Les quelques fois où une personne m'a livré un rêve qui lui semblait incompréhensible, j'ai hoché la tête avec elle et nous avons discuté de ce que nous ressentions quand de tels mystères déroutants se présentaient dans notre vie.

J'ai vite découvert que le simple fait de parler de rêves permettait d'accéder précisément à la conversation dont avaient besoin les gens. Leurs rêves ouvraient une porte sur leurs préoccupations les plus urgentes, leurs espoirs les plus chers et leurs plus profondes croyances spirituelles. Parfois, les rêves nous conduisaient au cœur même du sens de la vie. Durant ces conversations, j'ai été témoin du soutien remarquable que tant de rêves pouvaient offrir en fin de vie.

Ce livre est né de mes entretiens avec des amis, des collègues et des clients partout aux États-Unis et au Canada. Je n'ai pas voulu en faire une étude exhaustive de tous les types de rêves, mais plutôt une exploration des façons dont les rêves peuvent nous aider à la fin de la vie, si nous leur prêtons attention. C'est pourquoi j'ai catégorisé les rêves selon l'aide qu'ils fournissent plutôt que leur imagerie. Par exemple, tout rêve aidant une personne à faire son deuil peut être classé comme rêve de deuil, peu importe ses images. Un rêve peut présenter une personne qui est morte, alors qu'un autre comporte des images qui évoquent un sentiment de perte, la séparation, le pardon ou la culpabilité. C'est le rêveur qui détermine le but et le message du rêve.

Les rêves que j'ai choisis proviennent de nombreuses sources variées. J'ai puisé mes exemples dans des ouvrages publiés par d'autres cliniciens, chercheurs et étudiants au doctorat, dont j'ai donné les références à la fin du livre. J'ai interviewé des amis et des collègues sur leurs rêves et j'ai aussi inclus quelques-uns des miens. Je n'ai utilisé aucun rêve venant de clients des centres de soins terminaux où j'ai travaillé, mais j'ai inclus des exemples inspirés de mon expérience dans ce milieu. Ces exemples sont composés d'éléments rassemblés pour exposer des rêves qui partagent les mêmes images ou significations, non pas pour décrire des individus.

Un survol du livre

J'ai divisé le livre en deux parties. La première porte sur les façons dont les rêves peuvent venir en aide aux personnes mourantes ou endeuillées à la fin de la vie. Que les rêves explorent des images du paradis ou des tâches banales du quotidien, tous peuvent aider les rêveurs à faire face à la vie qui prend fin. Les lecteurs qui veulent passer rapidement à la deuxième partie y trouveront des idées d'excellents moyens d'écouter les rêves de ceux que nous aimons et d'accorder une meilleure attention aux nôtres.

À la fin de chaque chapitre, j'ai ajouté un résumé et quelques questions pour stimuler votre réflexion et vos discussions sur vos propres expériences avec les rêves. J'ai inclus les questions que je me suis posées à moi-même, ainsi qu'à mes amis et à ma famille et j'espère qu'elles vous motiveront à engager des dialogues avec des personnes de confiance.

Les chapitres 1 et 2 portent sur la façon dont les rêves puisent dans les soucis et les défis quotidiens que nous devons tous affronter à la fin de la vie, y apportant un éclairage nouveau. Nos songes peuvent aussi nous rappeler ce que nous désirons le plus les uns des autres. De nombreuses personnes trouvent trop difficile de prononcer les mots : «Je vais mourir» ou «J'ai peur de te perdre». Les rêves peuvent mettre en images ces émotions fortes et en faire un récit plus ténu. Il est plus facile de raconter une histoire que d'exprimer une émotion brute.

Dans les chapitres 3 et 4, j'explore les rêves de personnes mourantes. Les gens en fin de vie rêvent souvent de situations qui nécessitent une conclusion et de relations qui requièrent une résolution. D'autres songes préparent les rêveurs à un voyage; ils s'éveillent avec des images d'eux faisant leurs bagages, prenant leur billet ou montant à bord d'un navire. Les visiteurs dans les rêves deviennent aussi plus courants à cette période de la vie. Les personnes mourantes rêvent des êtres décédés qui leur sont chers et qui leur apportent maintenant des messages de réconfort et d'espoir. Après la mort, les familles apprécient énormément ce type de rêve.

Dans les chapitres 5 et 6, j'examine les rêves de la famille et des amis. Très peu de gens meurent complètement seuls, même si personne n'est présent à leur chevet. La plupart des gens sont liés à un réseau constitué de membres de leur famille (aussi bien proches qu'éloignés), d'amis, de collègues, d'une communauté spirituelle, de cercles de lecture, de compagnons de chasse, de coéquipiers et de voisins, qui tous peuvent être suffisamment touchés au point de rêver à cette personne mourante ou à leur propre deuil. Ces rêves aident la famille et les amis à se préparer à leur perte ou à dire adieu. Les gens rêvent parfois que leur ami leur rend visite et, à leur réveil, se rendent compte qu'il est mort cette même nuit. L'idée d'êtres chers qui nous rendent visite en rêve après leur mort est devenue si répandue que bien des gens vont en consultation s'ils ne font pas ce type de rêve. J'ai aussi inclus dans le chapitre 7 de la matière sur les rêves qui nous effraient et les façons d'y réagir avec courage et bonne humeur.

La première partie se termine par le chapitre 8, consacré à d'autres événements à la fois mystérieux et courants survenant au moment de la mort, par exemple la synchronicité et les animaux qui se comportent étrangement. S'il ne s'agit pas de rêves, ces phénomènes s'y apparentent. Au cœur du quotidien, le monde physique se révèle soudainement comme étant profondément lié à notre vie émotionnelle et spirituelle et, ainsi, bien des gens se sentent moins seuls dans l'univers.

Le chapitre 9 ouvre la deuxième partie, qui explore comment acquérir une bonne écoute quand ceux que vous aimez partagent leurs rêves avec vous. Dans le chapitre 10, vous apprendrez à vous souvenir plus assidûment de vos propres rêves et à développer un lien de confiance avec eux. Grâce au contenu de ces deux chapitres, vos rêves auront un meilleur accès à votre vie éveillée.

Les rêves en fin de vie, peu importe leurs images, semblent nous rassurer fortement sur le sens de notre vie, notre raison d'être et notre valeur ultime. L'épilogue met en lumière l'importance de ce réconfort toute la vie durant, aussi bien pour les rêveurs que leur entourage.

Trois niveaux d'interaction avec les rêves

Tout au long de ce livre, j'ai prêté attention à trois niveaux d'interaction que nous pouvons avoir avec les rêves en fin de vie. D'abord, les images elles-mêmes sont souvent claires et directes, peut-être même davantage qu'à d'autres périodes de la vie. Plus que d'une interprétation approfondie, elles ont simplement besoin d'être expérimentées et conservées précieusement. Chaque chapitre est rempli d'images qui ont un lien direct avec la vie du rêveur. Jerry, le père de Tallulah, n'a pas eu besoin d'interpréter son rêve pour sentir jaillir en lui l'estime et l'amour envers sa femme. À son réveil, ces sentiments l'habitaient encore fortement.

Le deuxième niveau d'interaction prend en considération la puissance du rêve lorsqu'il est raconté à haute voix. Quand Jerry a parlé de son rêve à Tallulah, il a pu le revivre, pleurer de joie à nouveau et sentir ces puissantes émotions restaurer ce qu'il éprouvait envers sa femme. Le simple acte de narration aide aussi les rêveurs à mieux comprendre leur rêve, puisqu'à partir d'images ils créent un récit comportant une intrigue et un sens. La narration d'un rêve nous invite à y trouver du sens et à y apporter notre interprétation, ce qui en retour accroît notre assurance avec les prochains rêves. Raconter un rêve renforce les liens émotionnels entre le narrateur et l'auditeur, peu importe son sujet. Un rêve livré à voix haute peut s'avérer un cadeau pour toute une communauté. Le rêve de Jerry et sa réaction ont produit chez Tallulah un sentiment de soulagement et de paix quand elle a vu son père si ému par cet échange final.

Quand le rêveur raconte son rêve, momentanément il échappe à son rôle de patient, d'aidant, ou d'enfant, pour devenir conteur. Il offre au reste de la famille un cadeau insolite, original, puissant, charmant ou intrigant sous la forme d'un récit. Un rêve peut aider toutes les personnes concernées à renouer sur le plan humain le plus profond. J'ai déjà vu des étrangers former une communauté et une famille faire équipe grâce à un seul rêve.

Le troisième et plus puissant niveau d'interaction est celui où le rêveur prend conscience de sa dignité et de sa valeur à une période où ces deux qualités sont le plus souvent mises en doute. Les rêves ont ce pouvoir en attirant l'attention des rêveurs sur le but et le sens fondamental de leur vie. Trop souvent en fin de vie tous centrent leur attention sur les besoins de soins physiques de la personne souffrante. Il est important de bien s'occuper d'une personne, mais quand le corps devient dépendant des bons soins d'autrui, beaucoup peinent à trouver un sens à leur vie et deviennent déprimés. Le pouvoir d'un rêve qui met l'accent sur la croissance personnelle et la sagesse intérieure peut aider à maintenir jusqu'au bout la raison de vivre d'une personne. Le rêve du père de Tallulah ne tenait pas compte du fait qu'il n'avait plus d'énergie physique et attendait la mort. Il portait surtout sur ce qu'il lui restait à apprendre et comment il pouvait encore grandir sur le plan personnel.

À mesure que nous nous rapprochons de la mort, nos rêves insistent de plus en plus sur l'idée que nous sommes vivants et que nous continuerons de vivre, d'apprendre et d'aimer tant que nous respirerons et peut-être même longtemps par la suite. Nos rêves restent les nôtres ; ils sont créatifs, audacieux, déterminés et nourris d'un feu intérieur.

Jerry a profité des derniers jours de sa vie pour réparer sa relation avec sa femme. Même si elle était partie depuis plus de 20 ans, même s'il ne lui restait que quelques jours à vivre, son rêve lui a fourni un nouveau (vieux) défi émotionnel (issu du passé). Par son rêve, il a su que ses sentiments et ses pensées sur sa vie avaient encore de l'importance. Dans son rêve, il n'attendait pas la mort ; il était occupé et s'intéressait à son évolution. Il revoyait sa vie, recréait des liens avec une personne aimée, modifiait ses sentiments, offrant à sa fille comme cadeau de départ cette transformation et cette possibilité nouvelle.

À quel point les rêves sont réels ?

La plupart des spécialistes en matière de rêves affirment que tout le monde rêve. Les rêves ont toujours existé dans toutes les cultures et à toutes les époques de l'histoire humaine. Les anthropologues croient que les peintures rupestres de la préhistoire pourraient représenter des rêves importants. Tous les mammifères rêvent, pas seulement les humains, comme peuvent l'attester ceux qui possèdent un animal domestique. Nous ne saurons jamais à quoi rêvent nos chiens et nos chats, mais quand nous voyons les mouvements convulsifs de leurs muscles, nous espérons qu'ils pourchassent joyeusement des écureuils qui, à leur tour, rêvent de découvrir une cachette de noix.

En dehors de la culture occidentale, les rêves sont considérés comme importants et même essentiels à la vie quotidienne. Le Dr Charles D. Laughlin, professeur émérite en anthropologie et religion à l'Université Carleton, constate l'existence de plus de 4000 cultures dans le monde actuel et que plus de 90 % d'elles accordent une grande valeur aux rêves[1].

Cependant, dans la culture occidentale le rôle des rêves a subi un changement fondamental. Après des milliers d'années pendant lesquelles tous croyaient que les rêves étaient un canal de communication directe avec le royaume divin, les chrétiens ont commencé à faire le lien entre les rêves et la possession démoniaque pour se démarquer des adeptes des anciennes croyances païennes. Peu de temps après, le Siècle des Lumières a marqué l'arrivée d'une nouvelle façon scientifique d'appréhender le monde. En conséquence, l'importance des rêves et de l'activité de rêver est devenue moins certaine.

Stanley Krippner, Fariba Bogzaran et André Percia de Carvalho, dans leur livre *Extraordinary Dreams and How to Work with Them* [N.d.T.: Rêves extraordinaires et comment travailler avec eux], reconstituent la vision des rêves de la culture occidentale. Krippner et ses collègues montrent comment ce champ d'intérêt se rétrécit à mesure que la culture occidentale est entrée dans le Siècle des Lumières : « Au fil des millénaires, la source des rêves a été perçue comme divine, démoniaque, l'"âme" du rêveur, l'environnement du rêveur, l'inconscient du rêveur, l'imagination du rêveur et le cerveau du rêveur[2]. »

Ce qui autrefois était honoré comme un lien avec une réalité divine a graduellement été amoindri dans notre esprit jusqu'à un phénomène plutôt incohérent se produisant strictement dans notre cerveau. De nos jours, presque toute

1. Charles D. LAUGHLIN, *Communing with the Gods: Consciousness, Culture and the Dreaming Brain*, Australie, Daily Grail, 2011, p. 64.

2. Stanley KRIPPNER, Fariba BOGZARAN et André PERCIA DE CARVALHO, *Extraordinary Dreams and How to Work with Them*, New York, SUNY Press, 2002, p. 20.

la recherche sur le rêve se concentre sur l'aspect neurologique de l'activité de rêver.

Malgré cette perspective étroite, beaucoup de gens considèrent que leurs rêves acquièrent un impact et un sens nouveaux à la fin de la vie. Les chercheurs font souvent mention de participants qui affirment que ces rêves en fin de vie semblent plus précis et plus réels. Certains paraissent plus objectivement réels que leur propre imagination et cette réalité ancre davantage leur foi ou leurs croyances spirituelles. Ces moments semblent transcendants, comme s'ils reliaient le rêveur directement à un Au-delà bienveillant.

Ces rêves et instants semblent répondre à la question que les gens posent depuis qu'ils ont pu la formuler : *Que se passe-t-il quand nous mourons ?* Les religions du monde, grandes ou petites, offrent toutes une vision de ce qui arrive après la mort. Cette vision peut être celle de royaumes paradisiaques avec des anges qui chantent, de cendres qui retournent nourrir la terre des générations futures, de réunions déchirantes ou joyeuses, ou de réincarnations suivies d'un ultime éveil spirituel. Les philosophes existentiels enseignent que toute personne, ultimement, fait face seule à cette question. Les scientifiques s'arrêtent à la frontière de la mort physique, déclarant solennellement que la science ne peut investiguer plus loin. À la fin de la vie, les médecins et les infirmières décrivent comment les organes s'arrêtent et les sensations que la personne mourante peut éprouver durant ce processus organique, mais leurs spéculations ne dépassent jamais le domaine du corps physique.

Nos rêves ne font pas tellement attention. Ils se précipitent, plongent droit dans la fin de l'existence et nous montrent qu'une vie se poursuit après la mort d'une manière qui secoue les rêveurs et tous ceux qui entendent leurs récits, avec une merveilleuse et extraordinaire certitude. Les personnes mourantes voient des parents disparus depuis longtemps en rêve ou à l'état d'éveil et ces gens leur paraissent réels. Ce n'est pas un songe, un souvenir, ni une hallucination ; ils sont bien là dans la pièce. Des proches rêvent qu'ils disent adieu à un être cher et s'aperçoivent à leur réveil que cette personne est soudainement décédée cette même nuit. Ils ont alors l'impression qu'elle leur a rendu visite. Les personnes en deuil trouvent dans le monde une multitude de petits incidents ayant rapport à leur perte, qui leur semblent profondément significatifs.

Ce livre explore ce que les rêves peuvent nous apporter au moment le plus difficile, le plus effrayant et le plus accablant de notre vie. Tandis que vous avancerez dans votre lecture, retenez que son but n'est pas de vous dicter l'expérience que vous ou ceux que vous aimez devriez vivre, ni vos croyances. Chaque personne est unique et de nombreux spécialistes du rêve ont remarqué que les songes d'un individu demeurent fidèles à ses idées sur la vie et la mort. J'espère sincèrement que cet ouvrage vous permettra de mieux apprécier vos rêves et de leur faire suffisamment confiance pour les écouter au moment où vous en aurez le plus besoin. Je crois que les rêves peuvent aider les rêveurs et leur famille à affronter la fin de la vie avec espoir, réconfort et courage.

Quand nous ne pouvons plus marcher, qu'il est difficile de parler et que notre souffle devient plus court, nous pouvons encore rêver. Dans nos rêves, nous pouvons embrasser les êtres que nous chérissons, leur souhaiter bonne chance, leur dire adieu encore et encore, les toucher une dernière fois. Nous fermons les yeux et nos rêves nous transportent vers un avenir inconnu, nous offrant des aperçus de lumière, d'une présence accueillante et d'une beauté au-delà de notre monde.

Première partie : comment les rêves nous aident en fin de vie

Tout au long de notre vie, nos rêves reflètent ce qui nous tient le plus à cœur. Ils évoquent les tâches terre-à-terre qui nous tracassent, apportent une vision des choses, reviennent sur des relations et des événements importants de notre passé et nous aident à démêler des problèmes complexes. La plupart des rêves en fin de vie s'apparentent à ceux des autres périodes. Certaines personnes se souviendront uniquement de fragments confus, alors que d'autres s'éveillent avec un puissant message réparateur.

Ce qui distingue les rêves en fin de vie — plus profonds, plus significatifs, plus utiles —, c'est précisément que cette période est l'une des plus intenses, stressantes, chargées de sens et sacrées que nous vivrons. Les rêves en fin de vie sont plus utiles que ceux des autres époques, car nous avons plus besoin de leur aide. Face à l'imminence d'une perte incommensurable, le temps partagé avec les autres devient encore plus précieux. Devant la menace de l'inexistence, nos rêves tendent vers l'exploration et nous décrivent ensuite comment nous pourrions continuer d'exister, ou survivre à la perte que nous sommes en train d'affronter.

Les rêves nous aident de diverses façons et parfois le rêveur n'arrivera jamais à donner un sens à certains d'entre eux. Toutefois, il est clair que tous les rêves portent en eux un potentiel de secours. Leurs images nous réconfortent et à partir d'eux nous pouvons apprendre à dialoguer avec les personnes que nous aimons le plus.

Chapitre 1

Les rêves nous soutiennent dans notre vie éveillée

Il n'est pas nécessaire que les songes nous dévoilent des visions de l'Au-delà pour nous aider à vivre en toute sérénité la fin de vie. De nombreux rêves ne font qu'amplifier nos préoccupations à l'état de veille. Les gens malades rêvent aussi de douleur, de handicaps nouveaux, de listes de choses qu'ils souhaitent encore faire. Les dispensateurs de soins peuvent rêver qu'ils sont anéantis par des désastres naturels, qu'ils prennent de longues vacances, ou qu'ils se débattent pour satisfaire les besoins de membres de leur famille. Les images rêvées nous rappellent nos plus grandes nécessités actuelles et nous suggèrent parfois des moyens de les satisfaire.

Ils mettent l'accent sur ce qui est important en ce moment

Fiona Martins, une infirmière en soins palliatifs à Toronto, aide les gens à se débrouiller avec une maladie terminale à leur domicile[3]. Son travail la passionne et elle se sent souvent honorée d'assister à un moment aussi délicat. Elle s'est rendu compte à quel point les rêves aidaient ses clients et

3. Fiona Martins, infirmière en soins palliatifs au Community Care Access Center. Toutes les citations de Fiona Martins proviennent de notre entrevue téléphonique à Toronto, en Ontario, en novembre 2012.

leur famille à se concentrer sur ce qui était important pour eux. Comme toute bonne infirmière en soins palliatifs, Fiona Martins accorde le plus d'attention au soulagement de la douleur et des symptômes. Son travail est de s'assurer que les personnes sont suffisamment bien pour rester chez elles de manière autonome le plus longtemps possible.

À chaque visite, elle leur demande d'évaluer leur douleur par un chiffre entre 1 et 10. Elle s'informe des nouveaux symptômes, des effets secondaires des médicaments, de l'alimentation et du sommeil. L'évaluation du sommeil se fait à partir des aspects physiques du sommeil. Fiona Martins demande : La douleur les empêche-t-elle de dormir ? Sont-elles anxieuses au point de demeurer éveillées la nuit ? La prise de médicaments dérange-t-elle leur cycle de sommeil ? Ont-elles des hallucinations ? Si la réponse à l'une ou l'autre de ces questions est oui, elle peut atténuer le problème en changeant simplement la médication.

Fiona Martins ne s'enquiert pas systématiquement des rêves, mais il arrive que ses clients les lui racontent spontanément. Quand cela se produit, elle écoute attentivement. Elle n'a pas reçu de formation en analyse de rêves, mais elle sait que souvent les rêves parlent directement des soucis quotidiens qu'éprouvent peut-être ses clients sans être capables de les décrire. Elle sait que si quelqu'un prend la peine de lui raconter un rêve, il a une raison de le faire. Elle examine chaque rêve sous l'angle de son travail. Si un homme lui dit qu'il a rêvé que son médicament était en fait du poison et qu'il s'est réveillé en sueur le lendemain matin, plutôt que de balayer le rêve de la main et de le réduire à une simple expression d'anxiété, elle décide qu'ils doivent réviser ensemble sa médication complète, en vérifiant soigneusement la dose et la fréquence. Elle prend le rêve au sérieux ; pour elle, c'est un moyen d'exprimer un souci.

Un membre du personnel soignant affirme à Fiona Martins qu'elle va bien, mais elle voit très bien qu'il est épuisé. Cette fournisseuse de soins lui confie ensuite qu'elle a rêvé qu'elle était perdue et seule sur un radeau de sauvetage. Fiona Martins l'invite alors à se demander si elle bénéficie de suffisamment d'aide à la maison. Elle amène cette femme à considérer son rêve comme un cadeau qui lui fournit une image claire des émotions dont elle n'était pas consciente.

Les rêves que Fiona Martins nous décrit ici ne sont pas agréables, mais ils jouent un rôle important. Elle nous rappelle que nos rêves agissent souvent comme un chien de garde, un gardien fidèle qui nous aide à reconnaître et à énoncer nos plus grands besoins du moment — même ceux que nous étions peut-être incapables de nommer auparavant. Les rêves jettent un éclairage sur notre évaluation inconsciente personnelle de notre bien-être physique et émotionnel. Quand Fiona Martins réagit aux rêves en leur donnant du sens et de l'importance, elle permet à ses clients d'avoir confiance que leurs rêves travaillent en leur faveur, même ceux qui sont bouleversants.

Ils apportent un répit à la souffrance

Rêver est l'une des quelques activités que nous pouvons encore bien faire, quand presque toutes les autres nous échappent de plus en plus. En rêve, des personnes confinées depuis longtemps à un fauteuil roulant courent le long de plages sablonneuses, sentant la caresse du vent sur leur visage et la chaleur du soleil dans leur dos. J'ai déjà vu des gens qui bougeaient difficilement depuis des mois s'éveiller de tels rêves et mouvoir leur corps plus aisément et plus vigoureusement, comme si le songe leur avait rappelé la puissance de leur corps.

Les rêves peuvent faire oublier la souffrance, du moins momentanément. Ce ne sont peut-être que des rêves, destinés à céder la place à la réalité plus forte de la souffrance, mais parfois les effets émotionnels de ce répit persistent dans la journée. Certains rêves apportent une touche positive à la vie éveillée. Daniel, le père de mon ami, a souvent fait ce genre de rêve.

Avant de tomber malade, Daniel était un homme tranquille au milieu de la soixantaine qui avait passé la plus grande partie de sa vie professionnelle seul, à réparer des lignes téléphoniques partout dans sa province. Lorsqu'on lui a diagnostiqué une forme rare de cancer du cerveau, lui et sa famille ont été dévastés. Le cancer provoquait un incessant défilé de petits accidents vasculaires cérébraux qui l'immobilisaient. Il avait besoin d'une surveillance constante et, après une vie active en solitaire, Daniel s'est retrouvé enfermé dans une unité d'hôpital, ne pouvant rentrer chez lui, souvent incapable de se souvenir de son domicile, en attente d'une place dans une maison de soins infirmiers. C'était déchirant de voir sa vie se rétrécir à toute vitesse : de sa maison, son travail et sa famille à cette unité de soins de longue durée. Les accidents vasculaires cérébraux provoquaient un état de démence où des instants de terrible confusion alternaient avec des périodes plus lucides remplies de tristesse et de désespoir.

Le personnel hospitalier tentait de l'aider avec des médicaments et du soutien chaleureux, mais souvent il restait assis sans bouger ni parler, désespéré et déprimé. La femme de Daniel, Angela, lui rendait visite tous les jours, mais c'était tout aussi dur pour elle. Ses souvenirs trop flous l'empêchaient de dialoguer avec elle et souvent il ne se souvenait plus du tout d'elle. Elle pleurait la perte de leur vie commune et chaque soir en le quittant elle se sentait coupable. Ses amis venaient, mais eux aussi trouvaient difficile de le voir souffrir. Il ne se rappelait plus sa vie avec eux à l'extérieur de l'hôpital et bientôt leurs visites ont cessé. Tout le monde était malheureux.

Puis un matin, Daniel a accueilli sa femme avec un large sourire : « Hier soir, a-t-il dit, je suis allé danser. » Il avait l'air très content et avait envie de lui en parler.

Au début, Angela a protesté. Elle savait très bien qu'il n'était pas sorti danser. Elle savait que c'était la tumeur au cerveau qui lui faisait confondre la réalité et la fiction. Elle voulait qu'il se rappelle l'endroit où il était actuellement, de qui elle était et de leur vie commune, mais tout ce qu'il voulait faire ce jour-là c'était parler de choses qu'elle savait impossibles. Le lendemain, il lui a décrit une nouvelle aventure, encore avec des amis et de la danse. Plusieurs jours plus tard, il a parlé d'un repas dans un restaurant chic.

Par le passé, dans de nombreux hôpitaux, le personnel aurait cherché des moyens de couper court aux rêves comme ceux de Daniel. On aurait sans doute encouragé Angela à réorienter Daniel vers le présent — avec toutes ses souffrances — et aidé le malade à surmonter sa dépression avec davantage de médicaments plus efficaces. Dans cet hôpital, le personnel a remarqué que Daniel semblait plus enjoué, plus calme et plus détendu, content de ses souvenirs récents.

Où qu'il allât chaque nuit dans ses rêves, il en revenait convaincu de s'être bien amusé.

À la suite de longues discussions, Angela et le personnel hospitalier ont décidé d'écouter Daniel plutôt que de le médicamenter ou de tenter de le détourner de ses expériences. Ils ont commencé à lui souhaiter de beaux rêves le soir et à lui demander des comptes rendus le lendemain. Le personnel s'enquérait toujours de ses rêves, mais sa famille et ses amis sont allés un peu plus loin. Ils voulaient savoir ce qu'il avait *fait*. Ils ont laissé tomber l'idée de le réorienter vers la réalité de sa situation et l'ont plutôt invité à exposer en détail ses aventures nocturnes. Au cours des six mois suivants, la vie de tous s'est ouverte sur un nouveau champ de possibilités.

Les aventures dans les rêves de Daniel n'ont jamais tourné à la fiction totale. Il ne combattait pas de dragons, n'était pas un super espion, ne s'envolait pas vers d'autres planètes. Il jouissait plutôt d'une vie sociale plus active que celle qu'il avait connue avant son admission à l'hôpital. Avant de tomber malade, chaque soir il entrait chez lui pour dîner, regardait un peu la télévision avec sa femme, parlait au téléphone avec ses enfants de temps à autre et se mettait au lit vers 22 h. Maintenant, il régalait le personnel et ses visiteurs avec ses récits de danse, de dîners, de longues soirées festives et avait de profondes conversations avec ses vieux amis.

Mon ami Craig, fils adulte de Daniel, décrit le changement avec affection et soulagement :

Une nuit, il est sorti à la plage avec des amis, après quoi ils sont allés au restaurant. Une fois, il est allé à un cirque; il s'est bien amusé puis est allé manger avec ses amis. Il y avait toujours un repas après l'activité. Je lui ai demandé : « Et à quelle heure es-tu rentré ? » Et il m'a répondu : « Vers 3 ou 4 h du matin. Oh oui, je suis très occupé. » Une autre fois, il a fait un saut en parachute et m'a donné tous ces détails : la localité de l'aéroport, le prix de l'essence pour s'y rendre, l'heure qu'il a fallu pour monter assez haut. C'est toujours une activité agréable.

Les rêves de Daniel lui fournissaient des expériences distrayantes auxquelles il pouvait s'accrocher durant le jour. Dans ses rêves il prenait des risques physiques et émotionnels qu'il n'avait jamais pris avant sa maladie. Il renouait avec des amis qu'il n'avait pas vus depuis des décennies. Il s'amusait, démontrant une énergie et un goût pour la vie nocturne que sa famille ne reconnaissait pas.

Le cas de Daniel m'a intéressée, entre autres parce qu'il n'y avait pas de doute que ses rêves découlaient strictement de son imagination. Personne à part lui ne croyait qu'il était sorti danser avec ses vieux amis dont la plupart étaient encore vivants et venaient le voir chaque jour. Même s'ils étaient provoqués par la maladie, ses rêves l'aidaient. Et parce qu'ils l'aidaient au lieu de l'ébranler ou de le désorienter, l'équipe médicale l'a laissé continuer de rêver. Les médecins, les infirmières et la famille en sont arrivés à concevoir que ces rêves favorisaient le bien-être de Daniel, même s'ils pouvaient être considérés comme un symptôme de la maladie. L'histoire de Daniel démontre que le déclencheur des rêves importe moins que ce qu'ils peuvent nous apporter.

Je développerai davantage ce sujet plus loin dans le livre. Trop souvent, les gens sont incités à valider leurs rêves comme étant objectivement réels avant d'accepter leur message réconfortant. L'histoire de Daniel nous montre que si un rêve nous procure un répit, un réconfort ou un défi que le rêveur peut surmonter, il est donc utile, peu importe son origine.

Des études ont prouvé que ce que nous imaginons a l'effet d'allumer les mêmes parties de notre cerveau que les souvenirs d'événements réels. Les effets d'une aventure imaginaire ne sont peut-être pas aussi durables que ceux du souvenir d'un événement *concret,* mais les deux parcourent le même réseau neuronal et libèrent les mêmes substances chimiques. Les athlètes et les artistes utilisent cette similarité et ils imaginent leur performance avant d'entreprendre une compétition, la visualisant dans leur esprit et laissant leurs muscles réagir au plaisir de leur bon fonctionnement.

Daniel n'avait pas besoin de savoir qu'il ne faisait que rêver. En fait, confondre ses rêves avec ses expériences à l'état de veille lui faisait sans doute beaucoup de bien. Puisqu'il ne concevait pas ses aventures nocturnes comme des songes, il ne sentait pas le besoin de les rejeter à cause de leur irréalité. Il les acceptait comme des expériences réelles et en tirait le même bénéfice (moins intense, toutefois) que s'il était vraiment allé danser, sauter en parachute ou dîner avec ses amis.

Les rêves nocturnes de Daniel ont tôt fait d'améliorer sa routine quotidienne. Il ne s'inquiétait plus de ne pas être à la maison puisqu'il se souvenait d'être sorti la veille et qu'une autre activité l'attendait le soir même. Angela a peu à peu appris à s'habituer à la nouvelle vie de son mari. Elle aurait souhaité qu'il n'eût pas oublié qui elle était, mais elle constatait qu'il ne souffrait plus. Même s'il n'avait plus souvenir de leur vie commune, elle s'est aperçue qu'elle aimait bien écouter ses récits. Elle était heureuse de le voir libéré de la souffrance et se réjouir manifestement de sa vie. Plus d'une fois, elle a déclaré avec un air interloqué : « Il mène une plus belle vie que moi. Je ne fais que rentrer à la maison et me mettre au lit chaque soir, alors qu'il sort se balader. »

Ils rassemblent les familles

Quand nous vivons nos derniers jours, l'un des grands défis consiste à nous ouvrir aux autres et à communiquer avec eux sur les plans émotionnel et spirituel. Certaines personnes établissent ce lien affectif avec leur famille grâce à leur foi ; tous prient ensemble, lisent des livres saints et discutent de leurs espoirs devant la vie qui les attend. D'autres trouvent que l'acte physique consistant à prodiguer des soins — les gestes intimes de laver le corps de quelqu'un, de le soutenir durant la marche, de le redresser dans son lit, de l'aider à manger, etc. — les rapproche dans une intimité affective qu'ils n'avaient jamais imaginée auparavant. La proximité physique de deux personnes cheminant sur un même sentier fait naître un lien affectif.

Raconter les rêves — même si leur sens et leur provenance ne font pas l'unanimité — peut être un autre moyen de bâtir cette proximité affective. Tout rêve, bref ou long, ayant du sens ou non, peut favoriser la création de liens précieux entre des membres d'une famille.

Les rêves de Daniel lui donnaient l'occasion de s'exercer à parler avec les autres et il en est arrivé à vraiment apprécier avoir de la compagnie. Avant que Daniel ne tombe malade, lui et sa femme sortaient rarement avec des amis ou des membres de leur parenté. Au début de la maladie, la famille s'est ralliée autour de lui et il se sentait souvent mal à l'aise. Il n'avait jamais été très bon pour causer de tout et de rien et toutes ces visites l'épuisaient.

Les rêves de Daniel ont changé cette dynamique. Dans ses rêves, il entrait en contact avec les autres, fréquentait de vieux amis, conversait longuement durant des dîners et était récompensé par ces amitiés qu'il appréciait. Dans ses rêves, il acquérait des habiletés qu'il transposait dans sa vie éveillée. Il lui était beaucoup plus facile de parler et de rire avec les gens qui venaient le voir, même si parfois il ne savait trop qui c'étaient. Bientôt, sa famille élargie et ses vieux compagnons ont su qu'ils pouvaient communiquer avec cette personne soudainement sociable. Ses amis revenaient puisque leurs conversations pouvaient maintenant tourner autour de ses aventures. Ils ont pu recréer un lien avec lui à partir de ses souvenirs de ses rêves.

Les rêves de Daniel lui ont permis de vivre encore quelques mois des relations affectives avec des gens qu'il aimait. À sa famille et au personnel, les rêves de Daniel procuraient un soulagement bienvenu du stress de la maladie. Ses rêves fournissaient à tous de nouveaux souvenirs dont ils pourraient rigoler et qu'ils chériraient durant leur deuil et le reste de leur vie.

L'histoire de Daniel présente un autre avantage important des rêves en fin de vie. Avant de se mettre à rêver, Daniel n'apportait plus rien à sa famille. Il ne pouvait plus subvenir aux besoins de sa femme ni vivre à la maison en toute sécurité. Il ne se souvenait plus assez de sa famille et de ses amis pour évoquer des souvenirs ou engager une conversation sensée avec eux. Il avait besoin d'assistance en tout.

Puis, quand il s'est mis à raconter ses rêves, une partie de cette souffrance a disparu. Avec ses narrations, il a pu à nouveau participer à la conversation. Il avait une histoire à raconter, quelque chose à offrir. Ses rêves suscitaient de nouvelles histoires qui lui permettaient de redevenir un membre actif de la famille. Du point de vue des chercheurs, c'est là un exemple de réciprocité sociale et d'une bonne dose de dignité humaine. Chaque personne concernée y va d'une contribution importante. Daniel avait encore quelque chose à dire que les autres étaient heureux d'entendre.

Ils offrent l'occasion de réfléchir au sens de la vie

En fin de vie, la réflexion sur le sens de notre vie est l'une des tâches les plus importantes sur le plan psychologique. Les personnes parlent avec les membres de leur famille et les fournisseurs de soins du sens qu'elles ont donné à leur vie, de la vision qu'elles en ont actuellement, du souvenir qu'elles souhaitent laisser et des conclusions générales qu'elles tirent de l'existence. Elles pensent : j'ai été un bon parent. J'ai toujours été responsable. Mes enfants savent que je les ai aimés. J'ai toujours su comment vivre des aventures palpitantes. Je suis un enfant de Dieu. Je sais que j'ai eu une belle vie. J'ai été une survivante. J'ai fait de mon mieux. Je me suis trompé, mais finalement c'était mieux comme ça. J'ai voulu faire ce qui était juste. J'étais le mouton noir de la famille, celle qui avait un franc-parler, qui sortait du lot, la bonne fille. J'ai aimé être enseignante (fermière, mère, ingénieure, danseuse). J'ai toujours voulu être un scientifique (médecin, père, athlète, peintre).

Il y a tant de façons d'exprimer ce résumé final de notre vie et tant de façons d'aborder ce sujet précieux. Il m'est arrivé d'interroger les gens franchement : « Quel sens donnez-vous à tout ce que vous avez vécu ? » J'ai aussi invité les gens à me parler des moments importants de leur vie et de comment ces moments ont façonné le reste de leur vie. C'est ce que les travailleurs et les bénévoles en centres de soins palliatifs appellent un « bilan de vie », mais pour les familles c'est tout simplement un partage d'histoires et la transmission de sages leçons aux générations futures.

Nos rêves peuvent stimuler cet état d'esprit réflectif. *J'ai rêvé de mon enfance et j'ai passé la journée à penser à cette époque lointaine. J'ai rêvé à mes anciens amis et j'ai pensé à eux durant la journée, ce qui m'a fait réfléchir à ce que signifie l'amitié pour moi.* J'ai déjà rencontré une dame qui m'a dit avoir rêvé qu'elle s'était remise à la peinture, une activité à laquelle elle s'était adonnée à l'adolescence et qu'elle avait laissée tomber par la suite. Son rêve lui avait rappelé son ambition de jeunesse de devenir une artiste célèbre. Il était si précis, m'a-t-elle dit, qu'elle pouvait presque sentir les huiles sur la toile. Je lui ai demandé quels souvenirs éveillait ce rêve et elle a mentionné sa décision de renoncer à la peinture. Elle m'a dit que la vie n'était pas facile, que le matériel coûtait cher et que le temps lui avait manqué. Elle s'est interrompue un instant pour réfléchir avant de continuer : « En fait, j'ai arrêté parce que je devais me marier et quand j'ai eu mes enfants, plus rien d'autre ne m'intéressait. J'aurais tout fait pour eux. Mon plus jeune vient tout juste de se marier. Je vous l'ai dit ? Et je suis trois fois grand-mère. »

Son rêve l'a aidée à revivre un important tournant de sa vie, quand elle a cessé de peindre pour devenir une épouse et une mère. Il lui a donné le temps de repenser à cette décision, à présent avec l'avantage du recul, et elle a compris qu'elle referait le même choix.

Elle faisait un examen de conscience, réfléchissant à d'importantes décisions et à leurs conséquences sur sa vie. J'ai souvent vu des personnes qui, comme elle, ont réfléchi grâce à leurs rêves à des décisions prises dans le passé. Les rêves nous montrent nos décisions, bonnes ou mauvaises, nos plans respectés ou compromis, comment les choses ont évolué.

Ils réconfortent l'entourage

Certains rêves peuvent pousser les membres de toute une communauté à s'apporter du réconfort et de l'espoir les uns aux autres. Quand un rêve est conté, son histoire touche aussi bien les auditeurs que le rêveur. Les rêves aident les familles à se créer un nouveau langage d'espoir, pour elles-mêmes et l'être aimé. La professeure en service social Michele Chaban donne un exemple de ce pouvoir de guérison[4].

Durant sa longue carrière dans les maisons de soins terminaux et palliatifs, elle a participé à la mise sur pied d'un programme de soins palliatifs à l'hôpital Mount Sinaï, de Toronto, le Temmy Latner Center. Michele Chaban sait que le rêve d'un enfant évoquant un Au-delà paisible et heureux peut aider tout l'entourage de ce petit être. Elle a appris aux enfants et à leur famille à s'intéresser à leurs rêves et a incité les petits à conter ceux dont ils se souvenaient. Pour

4. Michele Chaban, codirectrice du programme Applied Mindfulness Meditation [N.d.T. : Méditation axée sur la pleine conscience] à la Faculté de travail social Factor-Inwentash. Toutes les citations de Michele Chaban proviennent de notre entrevue téléphonique en novembre 2012.

cela, elle s'est servie du même questionnaire ouvert sur les rêves que j'ai utilisé avec les adultes. Elle explique longuement l'importance des rêves pour les familles d'enfants malades, sans toutefois offrir d'interprétations précises. Voici ce qu'elle dit :

> Plutôt que d'interpréter le rêve, nous apprenons de leur expérience. Nous leur demandons simplement de réfléchir aux impressions qu'il leur a laissées. Je leur posais ce genre de questions : « D'après toi, de quoi parlait ce rêve ? » C'était principalement des enfants qui n'avaient pas eu beaucoup d'expériences sociales ou émotionnelles de ce qu'étaient la mort ou la maladie. Mais ils étaient capables de décrire leurs rêves. Ils disaient : « J'ai rêvé cette nuit, j'étais dans ce lieu merveilleux (…) »

L'exemple suivant provient de ses nombreuses années d'expérience :

> *Une fillette de sept ans en fin de vie s'éveille un après-midi d'un songe dans lequel elle a visité un endroit magnifique. Dans le rêve, sa grand-mère, décédée depuis longtemps, l'accueillait en l'étreignant entre ses bras. Tout excitée elle a dit à ses parents qu'elle sentait encore les bras de sa grand-mère et l'odeur de son parfum.*

Michele Chaban a connu de nombreuses personnes qui ont fait d'aussi beaux rêves. Au-delà de la sensation agréable d'être embrassés et aimés qu'ils procurent, ces rêves ont une profondeur émotionnelle. La petite fille dit à ses parents : « Je me sens en sécurité. Elle m'attend. »

Je traiterai de ce type de rêves dans les prochains chapitres ; pour l'instant, je m'intéresse à leurs conséquences dans la vie du rêveur et de sa famille. À son réveil, la fillette se sent plus confiante en l'avenir ; son espoir est ravivé et peut-être se sent-elle assez sûre pour montrer un peu de curiosité à propos de ce qui l'attend. Rêver de sa grand-mère l'a aidée à avancer vers un avenir qu'elle peut à présent envisager, où elle sera embrassée et consolée.

Michele Chaban sait qu'un rêve aussi réconfortant n'est utile que s'il est mémorisé. Ainsi, elle aide tous ces jeunes patients à raconter leurs rêves à leurs parents et à des personnes à qui ils font confiance. Chaque fois qu'ils livrent leur récit, ils se le remémorent et en tirent du réconfort.

Ces rêves apaisent aussi les parents et autres auditeurs. Voir son enfant mourir est certainement l'un des pires événements de la vie de tout parent. Quel désespoir les parents doivent-ils ressentir devant leur enfant qui souffre et qui a peur, sans pouvoir faire quoi que ce soit pour l'aider. Quand leur enfant trouve dans un rêve paix et courage, les parents sentent aussi cette force et cette paix.

À ceux qui croient en la vie après la mort, l'arrivée en rêve de leur propre mère décédée apporte un soulagement et une consolation immenses. Soudain, ils ne sont plus seuls, mais font partie d'une équipe de transition bienveillante, et l'instant de la mort — aussi douloureux qu'il soit inévitablement — leur offre plus d'espoir et de paix qu'ils ne l'auraient cru possible.

Les parents qui ne croient pas en un Au-delà constatent tout de même que leur enfant ne souffre plus comme avant, qu'il ne se sent plus effrayé, seul ou abandonné. Ils le voient tendre les bras vers autre chose, vers un avenir, et peuvent espérer que ses derniers instants seront imprégnés de calme et de paix. Tout cela est extrêmement valable.

Le rêve donne à toutes les personnes concernées une chance d'offrir du réconfort en y participant. Voici l'explication de Michele Chaban : « La famille et l'équipe médicale peuvent dire à l'enfant mourant : "Va à cet endroit spécial auquel tu as rêvé." Et tout le monde peut utiliser ce lieu comme moyen de faire naître la paix et l'espoir, de créer un peu d'optimisme. » La communauté entière qui entoure l'enfant possède un moyen de lui faire sentir qu'il est soutenu, même s'il s'en va. Le rêve fournit à l'équipe médicale un outil précieux pour offrir du réconfort, dont elle profite également en retour.

Résumé du chapitre

Nos rêves nous aident à vivre plus pleinement, même — surtout — en fin de vie. Le rêveur découvre, peut-être pour la première fois, un allié de confiance en lui-même. Nos rêves nous rappellent ce qui est le plus important. Les rêves nous offrent un répit temporaire de notre souffrance et de notre peur et nous montrent notre force. Les rêves nous invitent à réfléchir au sens de la vie en nous faisant revivre d'anciennes décisions et d'importantes relations. Les images d'un rêve peuvent consoler une communauté entière quand tout semble perdu et adoucissent le deuil au fil des ans. Nous rêvons d'une suite meilleure au-delà de notre perception ; nous nous éveillons pleins d'espoir, curieux, prêts à aller de l'avant. Voilà ce que peuvent nous apporter nos rêves, et même davantage, quand nous leur faisons une place dans notre vie et que nous en parlons avec des personnes de confiance.

Parler de nos rêves n'a pas comme seul bienfait de nous aider à nous rappeler ses détails. Ils peuvent aussi stimuler les conversations difficiles, mais importantes, que tant de gens souhaitent avoir en fin de vie sans savoir comment les amorcer. La narration de nos rêves peut nous rapprocher de ceux que nous aimons et procurer un message d'espoir durable.

Parlons de rêves

- Jusqu'à maintenant, quel rôle ont joué vos rêves dans votre vie ?
- Selon vous, qu'est-ce qui a influé sur votre relation avec vos rêves ?
- La famille de Daniel l'a encouragé à croire que ses rêves étaient en fait sa vie éveillée. Quelles circonstances pourraient vous mener à ce même choix avec une personne que vous aimez ?
- Un rêve vous a-t-il déjà aidé à résoudre un problème ou une situation de votre vie quotidienne ? Comment ?

Chapitre 2

Les rêves donnent lieu à des conversations importantes

Monique Séguin est infirmière auxiliaire, employée dans l'unité de soins terminaux d'un hôpital d'une petite ville du Québec. Elle travaille souvent avec des personnes vivant leurs derniers jours qui ne peuvent plus demeurer à domicile, même avec de l'aide. Elle voit à les garder en sécurité et à soulager leur souffrance. Comme moi, Monique Séguin a remarqué que la plupart des conversations entre les patients et leurs fournisseurs de soins en fin de vie se limitaient trop souvent à des questions sur les diverses fonctions corporelles. Voici ce qu'elle dit :

> Les questions que [les infirmières] posent tout le temps sont : Avez-vous bien mangé, bien dormi, vos intestins fonctionnent-ils bien, quel est votre niveau de douleur [sur une échelle] de 1 à 10 ? Ce sont les quatre uniques questions posées. Après les avoir [entendues si souvent, les patients] en ont assez[5].

Monique Séguin s'intéresse depuis des années à ses propres rêves et s'est demandé si ses patients rêvaient encore à la fin de leur vie. Elle s'en est donc enquise.

---

5. Monique Séguin, infirmière auxiliaire en soins palliatifs. Toutes les citations de Monique Séguin proviennent de notre entrevue téléphonique en novembre 2012.

Ses découvertes l'ont étonnée. Elle s'est rendu compte que les personnes dont elle s'occupait sur le plan physique avaient aussi une vie émotionnelle qui pouvait faire l'objet de conversations et être chérie durant le peu de temps qui leur restait. « Vous pouvez grandement changer la situation si, en entrant, vous leur demandez : "Rêvez-vous ? Avez-vous rêvé ?" Vous avez un autre sujet de discussion », dit-elle.

Ce qu'elle leur offre, c'est une simple invitation à raconter leurs rêves, un peu comme je le fais. Tout en aidant ses patients à se mettre au lit, elle leur demande s'ils rêvent. Elle ne propose pas d'interprétation, mais elle les écoute calmement et laisse le rêve parler de lui-même. De cette façon, elle a rassemblé plus de 100 exemples et, avec la permission de ses patients, a publié un petit livre sur les rêves en fin de vie[6]. Elle dit : « Je crois que ce qu'ils comprennent du rêve reflète ce qu'ils sont dans leur âme, leur cœur et leurs émotions. C'est le meilleur outil qui soit pour mon travail. Même si le rêve ne semble pas important, il ouvre une porte à la communication. »

L'avantage de l'appréciation des rêves réside dans sa simplicité. Une simple ouverture suffit à amener nos rêves dans la conversation, là où ils peuvent apporter un certain bienfait à tous. En livrant un rêve, plus de détails reviennent à l'esprit du rêveur, qui a aussi l'occasion de considérer les liens avec sa vie éveillée. Les rêves peuvent également nous aider à nous préparer à la mort ou simplement nous rappeler des jours meilleurs.

Ce chapitre porte sur les rêves qui stimulent les conversations à la fin d'une vie. Au fil des ans, j'ai rencontré

6. Nicole GRATTON et Monique SÉGUIN, *Les rêves en fin de vie : 100 récits de rêves pour faciliter la grande traversée*, Flammarion Québec, 2009.

beaucoup de gens qui ont été au chevet d'un être aimé sans trop savoir quoi lui dire. Certains avaient envie de discuter de sujets importants en fin de vie, mais ignoraient comment aborder ces questions délicates. D'autres cherchaient une idée ou une autre pour démarrer le dialogue, puis se sentaient frustrés de ne pas avoir parlé de crainte de dire des paroles maladroites. Il est difficile de déterminer de quoi parler et quand entreprendre de telles conversations.

Avant de poursuivre, je veux aussi souligner que certaines personnes malades ne veulent pas discuter de ce qui leur arrive. Elles ont la certitude que leur vie sera meilleure si elles réussissent le plus longtemps possible à ne pas tenir compte de la maladie pour plutôt se concentrer sur ce qu'elles peuvent encore apprécier. Il reste encore un bon pan de vie entre un diagnostic fatal et nos dernières heures et bien des gens préfèrent mettre l'accent sur la vie durant cette période. Ils abandonnent consciemment l'idée de mettre de l'ordre dans leur vie afin de pouvoir vivre à plein le plus longtemps possible. Certains craignent d'empirer le temps qui leur reste en parlant de ce qui leur arrive.

Souvent les proches craignent que cet évitement soit une sorte de déni malsain. Cependant, cette fuite offre à certaines personnes une meilleure version de leur vie, ce qui est tout aussi sain que n'importe quoi d'autre. En tant que travailleuse en soins palliatifs, j'ai vu des gens éviter de parler de leur maladie assez longtemps pour vivre une dernière grande aventure et qui sont morts en paix, contents de leur décision.

Les gens qui préfèrent ne pas parler de leur maladie peuvent aussi avoir l'impression qu'il vaut mieux éviter aussi les rêves, mais ce n'est pas nécessaire. Les rêves n'obligent pas le rêveur à prendre en considération ce que d'autres croient meilleur pour eux malgré leur volonté. Les rêves nous aident tous à mener une meilleure vie, quelle que soit notre définition d'une meilleure vie. Les rêves mettent à notre portée des aventures excitantes comme celles de Daniel, que nous avons vues dans le premier chapitre, ou ramènent à notre souvenir des instants passés plus tranquilles, plus significatifs.

S'enquérir des rêves est un moyen de dépasser les souffrances du moment immédiat pour amorcer une nouvelle conversation, qui peut porter uniquement sur eux ou leurs liens avec la vie en général. Les rêves procurent tant aux rêveurs qu'aux auditeurs un instant d'évasion dans la joie par l'intermédiaire d'aventures farfelues. Ils peuvent aussi amener les gens à naviguer avec précaution dans de troublantes émotions, à la fois difficiles et effrayantes, qui surgissent comme dans un tourbillon à la fin de la vie.

Ils nous amènent à parler de la vie

S'intéresser aux rêves des gens peut donner accès à tout un monde de dialogues possibles. La question que j'adresse à mes clients et à leur famille – *À quoi rêvez-vous ces jours-ci ?* – leur donne souvent la chance d'exprimer leurs pensées et leurs sentiments sur la vie qu'ils mènent. Tout comme le rêve parfait que tout le monde devrait faire n'existe pas, il n'y a pas une seule bonne façon de s'intéresser à nos rêves. Ma question débouchait souvent sur un entretien d'ordre philosophique sur leur conception du rêve, ce qui me permettait de trouver un large éventail de réponses.

- Je suis athée ; je ne pense pas aux rêves.
- Dieu répond à mes prières dans mes rêves.
- Mes rêves sont plus clairs dernièrement.
- Je ne me souviens jamais de mes rêves.

Chaque réponse déclenche une nouvelle conversation sur ce que signifient pour eux les rêves et la vie en général. Ma question peut être prise comme une invitation à parler de tout et de rien. C'est le type de question qui se pose à propos du travail et de la famille, par exemple quand nous demandons : « Comment vont vos parents ? » Nos conversations sur les rêves vont plus loin que le simple bavardage à propos de la météo, mais elles sont moins menaçantes que les questions directes sur les émotions.

La plupart des gens ont une opinion sur le sens des rêves, qu'ils s'en souviennent ou non. Ceux qui n'y pensent pas ont tout de même envie de s'engager dans une causerie qui n'a rien à voir avec leur maladie ou leurs symptômes et leur procure ainsi un soulagement. Pour ceux qui s'en souviennent, parler de leurs rêves les rend encore plus vifs et importants. Un rêve raconté devient plus réel et il devient alors plus facile de faire des rapprochements avec la vie du rêveur.

Il n'est pas nécessaire que les rêves débouchent toujours sur une conversation profonde sur la vie. Souvent, ils donnent aux rêveurs l'occasion d'exprimer des inquiétudes qu'ils craignent d'aborder. Même les rêves difficiles, par exemple *J'ai rêvé que je devais déménager dans une maison de soins infirmiers qui n'était pas jolie et avait une horrible odeur et je me suis réveillé en pleurs,* sont des invitations à parler de la vie présente du rêveur. Cette personne exprime peut-être pour la première fois sa crainte de devoir quitter son foyer. Elle souhaite peut-être parler de l'aide dont elle a besoin et de l'autonomie qu'elle ne peut se permettre de perdre, ou peut-être entreprend-elle le dur travail de se préparer à déménager. Quand quelqu'un livre un rêve aussi poignant, je prends plus de temps pour en explorer le sens avec lui. Le songe offre au rêveur un autre moyen de me dire ce qui lui tient le plus à cœur.

Souvent, les gens rêvent de leur enfance :

- *J'étais assis près de la rivière qui coulait derrière notre maison quand j'étais enfant et tous mes amis étaient assis sur l'autre rive.*
- *J'ai rêvé à la ferme où j'ai grandi. J'avais oublié à quel point c'était beau.*
- *J'avais cinq ans et je courais sur la plage avec ma grande sœur.*

Les rêveurs sont peut-être prêts à se remémorer ces endroits et ces gens et à considérer combien le monde et eux-mêmes sont changés depuis. Quels que soient les rêves qu'ils choisissent de me raconter, je garde en tête qu'ils sont des déclencheurs pour n'importe quel sujet dont ils veulent discuter. *J'ai rêvé que ma fille aînée revenait et qu'elle avait besoin de mon aide* peut conduire à un aveu : « J'aimerais la revoir. » Ou peut-être cette personne s'apprête-t-elle à m'en révéler davantage sur sa fille ou ce qui les a séparées si longtemps, ou veut-elle me dire qu'elles ont toujours été proches.

Chaque rêve est une invitation pour eux à dire ce qui se passe actuellement, ce qu'ils veulent et qui ils aiment. Leurs rêves les amènent à revoir leur vie, les moments clés, les souvenirs heureux ou traumatisants, les choix qu'ils ont faits. Il n'est pas tant nécessaire que les rêves fournissent des réponses, mais les incitent plutôt à parler de ce qui les préoccupe.

Les rêves que j'ai entendus étaient rarement racontés pour mon seul avantage. La plupart du temps, des membres de la famille et des fournisseurs de soins étaient aussi présents et les rêves devenaient une façon de parler de leur vie entre eux. Trop souvent, les parents ignorent qu'il se passe autant de choses dans l'esprit de l'être cher. Les exigences quotidiennes lorsque nous nous occupons des besoins physiques d'un autre être humain prennent souvent tout notre temps et toute notre énergie, ce qui laisse peu de place pour le partage des émotions, si cher à tant de gens. Souvent, la maladie entraîne tout le monde — aussi bien le client que sa famille — dans un cercle d'attention axé sur le corps. Les membres de la famille et les fournisseurs de soins s'exclament parfois à haute voix : « De quoi parlions-nous donc avant de passer aux symptômes et aux médicaments ? » L'écart entre ce que les gens veulent dire et ce qu'ils se permettent de dire, si nous le négligeons, peut se transformer en un véritable gouffre. Les rêves peuvent susciter des conversations qui réduisent cet écart.

En tant qu'auditeurs, notre rôle principal est d'écouter ce que le rêve signifie pour le rêveur. En laissant le rêveur interpréter son rêve, nous trouvons un filon pour participer à la conversation qu'il souhaite avoir avec nous. Un ancien combattant peut me dire : *J'ai rêvé à la guerre et je fuyais à nouveau les coups de feu*. Ce rêve n'a pas de sens précis que je peux lui enseigner. C'est son rêve et c'est lui qui a décidé de me raconter ce rêve-là. Le mieux que je puisse faire, c'est de croire qu'il a offert ce rêve pour engager un dialogue avec moi. Je dois attendre de voir quel tour ce dialogue prendra. Il souhaite peut-être parler de son expérience dans l'armée ou de sa philosophie du combat, ou encore de ce que c'était que de se trouver sous les balles à cette époque et comment ce rêve lui rappelle qu'il se sent encore dans une situation semblable. Le rêve lui rappelle peut-être des décisions qu'il a prises qu'il regrette maintenant ou dont il est fier. Son rêve l'aide peut-être à mieux comprendre ses sentiments envers sa famille. Tant que je n'impose pas mon interprétation, ses rêves deviennent sa voie unique pour entrer en conversation avec moi.

Ils facilitent l'évocation d'émotions puissantes

Ira Byock, M.D., est bien connu comme directeur d'un centre de soins terminaux et auteur du succés de librairie *Dying Well: Peace and Possibilities at the End of Life* [N.d.T. : Bien mourir : paix et possibilités en fin de vie]. Dans ce livre, il cite ce qu'il considère comme les quatre choses les plus importantes que nous puissions nous dire en fin de vie : je t'aime ; je te pardonne ; s'il te plaît, excuse-moi ; merci. Voilà de puissants messages qui viennent du cœur. L'amour et le pardon, la gratitude et le lâcher-prise sont un travail de l'âme plutôt que du corps. Ira Byock reconnaît que tout le monde n'est pas prêt à prononcer ces paroles à voix haute, mais il veut tout de même aider les gens à trouver les mots. Il est au courant de ce que les cliniciens et les conseillers en santé ainsi que les professionnels œuvrant en centres de soins palliatifs ont commencé à prouver par l'intermédiaire de recherches : nous communiquons et nous nous réconcilions les uns avec les autres par nos conversations. La vraie intimité grandit quand nous laissons s'extérioriser nos vies intérieures, quand nous pouvons avoir confiance d'être en sécurité dans la bienveillance de notre auditeur et quand nous pouvons en retour leur témoigner notre affection et notre respect. À la fin de la vie, ces liens émotionnels prennent une importance accrue.

Malheureusement, il n'est pas facile de naviguer dans ces conversations émouvantes. Même s'il est important de partager nos émotions en fin de vie, très peu de gens sont capables de les partager avec ceux qu'ils aiment. La mort peut nous effrayer et les émotions complexes et contradictoires qu'elle suscite peuvent sembler un peu trop incontrôlables pour être abordées dans une conversation.

Cette idée selon laquelle discuter d'émotions fortes peut à la fois améliorer la vie de la personne qui parle et de celle qui écoute n'est pas nouvelle. Au cours des 40 dernières années, des groupes de soutien ont été mis sur pied en grande partie parce que des personnes faisant face à des circonstances hors de l'ordinaire avaient besoin d'endroits en dehors de leur famille pour discuter de leur expérience. Les groupes de soutien offrent un lieu sûr où les gens peuvent se communiquer des points de vue et des émotions qui pourraient rendre mal à l'aise leurs amis et leur famille. Dans ma ville, actuellement, il existe des groupes de soutien pour les personnes souffrant du cancer, les proches de gens atteints de démence, les survivants d'un suicide, les personnes en deuil et d'autres qui sont affligées d'une panoplie de maladies chroniques ou graves.

La grande force des groupes de soutien réside dans la volonté des membres de se montrer vulnérables face aux autres, ce qui est aussi un défi. La plupart de ces groupes ont été conçus spécifiquement pour donner aux gens un lieu où parler des émotions qu'ils ne pourraient échanger avec leurs amis et leur famille et pourtant un nombre étonnant de leurs membres partout au pays demeure incapable d'aborder des sujets effrayants tels que la mort, le deuil, la perte ou les peurs qui les habitent au quotidien.

Même dans ces lieux sûrs où il y a des animateurs d'expérience, la pratique proprement dite qui consiste à parler d'émotions fortes, complexes ou que nous avons étiquetées comme négatives reste difficile. Évoquer une tristesse, une peur, une peine ou une souffrance émotionnelle profonde peut paraître trop personnel, trop rébarbatif ou nous faire sentir trop vulnérables même dans ces milieux d'accompagnement. Ainsi, ces groupes dérivent vers des sujets moins risqués tels que les plus récents traitements, les recettes santé, les divers symptômes et leur soulagement. Un nombre surprenant de groupes de soutien s'adressant aux personnes affligées d'une maladie évitent toute mention des conséquences de leur affliction sur le plan émotionnel. Les membres livrent des témoignages de courage, de détermination, d'espoir, de réussite contre toute attente, mais les autres histoires importantes de peur, de colère et de désespoir font rarement l'objet de débats ouverts.

Ann Goelitz, clinicienne en travail social et chercheuse, a constaté à quel point les groupes de soutien évitaient facilement de parler de puissantes émotions négatives. Dans ses recherches, elle n'a trouvé qu'une seule mention d'un tel groupe qui est allé jusqu'à effleurer le sujet du décès d'un de leurs membres. La douleur était trop vive et les peurs trop intenses; les animateurs n'ont pas eu le courage d'amener le groupe dans les profondes eaux troubles de l'acceptation de la mort[7]. En se privant du partage des émotions, ces groupes stagnent. Ils finissent par devenir de simples forums de discussions amicales, ce qui peut sembler suffisant en surface, mais très souvent ça ne l'est pas. Plutôt que d'obtenir un lieu sûr pour extérioriser des émotions difficiles, les membres trouvent un espace social poli où leur souffrance est exclue. Ils repartent en se sentant encore plus isolés, convaincus que leurs émotions privées sont trop puissantes, trop accablantes, même dans ces endroits spécialisés.

Ann Goelitz, elle aussi, a reconnu que les rêves pouvaient l'assister dans son travail. Elle a commencé à interroger ses clients à propos de leurs rêves et a découvert que lorsqu'ils les racontaient, ils avaient plus de facilité à exprimer des sentiments plus pénibles qu'ils gardaient secrets. Aucun de ces sentiments douloureux n'a surpris qui que ce soit; ils ont surtout aidé les personnes à présenter leur propre souffrance. Les songes devenaient un outil de communication. Ils offraient un moyen moins menaçant d'exprimer des émotions complexes et leur permettaient d'explorer plus facilement leurs sentiments à voix haute. Ann Goelitz a ensuite introduit le travail sur les rêves dans ses groupes de soutien et s'est rendu compte que les gens accédaient de plein gré et très rapidement à un mode plus profond de partage. Voici ce qu'elle constate :

---

7. Ann GOELITZ, «Dreaming Their Way into Life: A Group Experience with Oncology Patients», *Social Work With Groups*, nº 24, 2002, p 58.

> J'ai découvert que le travail sur les rêves permettait de mettre moins l'accent sur les symptômes et les options de traitement et d'amener les individus à parler plutôt de sujets liés aux émotions. Ainsi, ils se sentaient moins seuls et pouvaient s'adonner à de franches discussions sur des questions importantes, par exemple l'approche de la mort[8].

Le rêve leur donnait juste assez de distance de leurs émotions brutes pour les amener à reconnaître leurs peurs, leur colère et leur chagrin. Les autres membres du groupe répondaient avec leurs propres réactions émotionnelles contradictoires à la maladie. Par conséquent, les groupes devenaient animés d'une énergie nouvelle. Cela peut paraître un peu paradoxal, mais pouvoir parler de leurs émotions profondes amenait les membres à se sentir plus courageux et plus vivants. Ils se sentaient plus forts et plus étroitement rattachés à la réalité de leur vie.

Tallulah Lyons dirige depuis 2005 des groupes de soutien travaillant exclusivement sur les rêves, destinés aux personnes souffrant du cancer. Elle a remarqué qu'il n'importait pas que les rêves soient terrifiants ou inspirants, puissants ou déroutants. Les participants ont invariablement déclaré que la fréquentation de tels groupes leur apportait d'immenses bienfaits. Ils ressentaient moins d'angoisse et de stress et leurs liens se resserraient avec les autres, de même qu'avec leurs propres forces intérieures. Ils se sentaient plus confiants et maîtres de leur vie, mieux à même de vivre

8. Ann GOELITZ, « Exploring Dream Work at End of Life », *Dreaming*, n° 17, 2004, p. 164.

pleinement dans le présent[9]. Les rêves leur donnaient accès à une énergie nouvelle et au courage.

Ils nous aident à parler de la mort

S'il est difficile de parler des émotions en fin de vie, parler de la mort – reconnaître à voix haute que la fin approche – est pratiquement impossible. Les rêves aident parfois les gens à admettre à leur famille que leur vie achève.

Les réussites de la médecine moderne expliquent en partie cette difficulté à affronter la mort. Nous pouvons maintenant vivre plutôt bien avec des maladies autrefois considérées comme des sentences de mort, si bien que nous sommes étonnés d'apprendre qu'il n'existe encore aucun traitement pour certaines d'entre elles. Plutôt que de lâcher prise, nous combattons maintenant obstinément les maladies virtuellement mortelles. Nous tournons le dos aux images évoquant notre lit de mort et entrons dans une sorte de champ de bataille. Nous tenons en haute estime les personnes qui luttent contre la maladie, qui survivent grâce à leur courage et à leur volonté dans cette bataille contre la mort. Nous célébrons leur force, leur résilience et leur détermination. Elles n'ont pas abandonné. Les professionnels de la santé encouragent les gens à garder l'espoir d'une guérison, d'un meilleur traitement ou d'un autre médicament qui leur permettra de vivre un peu plus longtemps.

Ces messages d'espoir et de force sont bons, mais cachent parfois un prix à payer. Bien des gens ont trouvé difficile de déterminer quand au juste se mobiliser pour mener un

9. Tallulah LYONS, *Dreams and Guided Imagery: Gifts for Transforming Illness and Crisis* [N.d.T. : Les rêves et l'imagerie guidée : des atouts pour transformer la maladie et les crises], Bloomington, Balboa Press, 2012, 243 p.

nouveau combat et quand faire leurs adieux. La technologie moderne rend difficile la prévision de la mort, quand elle est inévitable et quand elle est simplement proche, imminente, mais pas encore tout à fait là. Ce qui autrefois était estimé comme de la grâce et de la dignité au moment de faire face à l'inéluctabilité de la fin de la vie ressemble de notre point de vue moderne à un abandon, peut-être même un peu trop hâtif. Peu de gens sont prêts à déclarer à leur famille : « Je suis en train de mourir et voici ce que je souhaite pour mes funérailles... », et peu de familles sont prêtes à s'enquérir de ce genre de détails. Les malades ne veulent pas bouleverser leur famille en renonçant. Les familles ne veulent pas bouleverser la personne malade en lui déclarant qu'elle échoue.

Ils préfèrent se protéger les uns les autres de la dure réalité qu'est la mort et, ce faisant, ratent la chance de se soutenir et de se réconforter mutuellement. En se protégeant ainsi de leur souffrance émotionnelle, ils perdent de vue les autres émotions importantes qui émergent en fin de vie, par exemple la joie, le rire, l'espoir et la paix qui, toutes, peuvent les habiter également.

Tout comme les rêves peuvent aider les membres d'un groupe de soutien à faire part d'émotions dérangeantes, ils peuvent aussi leur servir à soulever plus aisément le sujet de la mort en fin de vie. Un rêve agréable peut transposer un sujet aussi effrayant que la mort dans un récit significatif sur le plan émotionnel et apaiser nos peurs.

Jay Libby est aumônier dans un grand hôpital de Boston[10]. Il rencontre des personnes hospitalisées pour diverses raisons qui, la plupart du temps, ont épuisé toutes

---

10. Le révérend Jay Libby, aumônier. Toutes les citations de Jay proviennent de notre entrevue téléphonique en novembre 2012 et en juillet 2013.

les options de traitement. Un bon nombre d'entre elles viennent tout juste d'apprendre qu'elles vont bientôt mourir. Jay Libby s'enquiert rarement de leurs rêves, mais ces gens les lui racontent souvent quand même, car c'est pour eux une façon de trouver du sens à leur situation. Il a constaté que les rêves pouvaient les aider à échanger entre eux, comme jamais ils l'auraient fait auparavant. Comme il le dit, les rêves facilitent la tâche de dire « des choses que nous ne pouvons dire, que nous ne croyons pas pouvoir dire et que nous sommes même incertains de devoir dire ; d'une certaine façon, ils nous aident à trouver les bons mots ».

Jay Libby a déjà rencontré une dame âgée (appelons-la Marie) qui ne se sentait pas bien à l'hôpital. Ses enfants, d'âge adulte, étaient réunis et tentaient de l'encourager à manger quand il est arrivé. Marie lui a confié qu'elle avait besoin de son assistance pour narrer à sa famille un rêve qu'elle avait fait à propos de son mari, décédé depuis longtemps. Dans ce rêve, son mari était venu la chercher ; il la rassurait en lui disant qu'il l'attendait. Elle a ainsi expliqué à tous qu'elle comprenait qu'elle pouvait mourir en paix maintenant qu'elle savait que son mari était là. D'après Jay Libby, son rêve « lui donnait l'occasion de verbaliser avec sa famille : "Je suis fatiguée, je veux retourner auprès de Joe. Il m'attend et il est venu me le dire." »

Marie a attendu la visite de l'aumônier pour raconter son rêve à sa famille parce qu'elle avait besoin de son appui. Elle a utilisé le songe pour informer sa famille qu'elle était prête à mourir. Le rêve a également donné à ses enfants la permission de la laisser partir. Il leur donnait l'assurance qu'ils pouvaient cesser de l'obliger à manger ou de réclamer au médecin des traitements pour prolonger sa vie. Le rêve accordait à tous la permission de la soutenir durant son départ en toute dignité.

Cette histoire illustre combien les rêves peuvent communiquer admirablement nos émotions les plus profondes. Grâce à ce rêve, Marie a pu exprimer à ses enfants son amour, son désir de revoir son mari et son idée que la mort lui apporterait la paix. Son profond désir de mourir pouvait être formulé en langage de rêve et, du coup, être accepté et chéri. J'imagine très bien ces enfants dans cinq ans parlant encore de ce rêve. Je devine — en fait, j'espère — que leur souvenir de ce rêve leur procurera un sentiment de paix et de complétude. Ils ne s'inquiéteront pas d'avoir cessé trop vite de s'acharner à sa guérison. Ils savent que son rêve l'a soutenue et qu'ils ont respecté ses volontés.

Les rêves autorisent ce qui auparavant n'aurait peut-être pas pu être dit à haute voix. Il y a moins de vulnérabilité dans la description d'une image ou d'un événement objectifs — même rêvés — que dans l'aveu d'une émotion forte. Les images portent les émotions que nous n'arrivons pas à verbaliser. Le rêve de cette dame âgée où elle a vu son mari qui attendait de l'accueillir à son retour présentait une image plus objective que n'auraient pu dévoiler ses émotions et a permis, à elle et à sa famille, de faire leurs adieux.

De tels rêves enrichissent les derniers jours de la vie d'une personne et les rendent beaucoup plus satisfaisants. Plutôt que d'argumenter à propos de traitements, les membres de la famille se rassemblent pour évoquer leurs souvenirs, parler de ce qui est important pour eux et laisser partir la personne qu'ils aiment. Ils n'ont pas à subir la culpabilité qui trop souvent assaille les membres de la famille qui se demandent s'ils en ont fait assez, s'ils ont lutté assez fort ou aimé suffisamment la personne pour trouver une cure. Un tel rêve leur donne l'occasion d'être simplement avec elle, de lui souhaiter la sérénité au moment où elle ferme les yeux.

Monique Séguin, l'infirmière auxiliaire qui exerce son métier au Québec, a écouté de nombreux rêves ayant donné lieu à des conversations considérées comme terrifiantes pour certaines personnes. Une dame admise à son unité de soins palliatifs refusait de parler de la mort, même lorsqu'elle est devenue de plus en plus fragile. Le personnel, sans même aborder ce sujet, voyait bien qu'elle était effrayée et aurait aimé savoir comment la rassurer. Un soir, Monique Séguin l'a interrogée sur ses rêves et voici ce que la dame lui a révélé :

> *« En fait, j'ai rêvé à vous cet après-midi ! » Dans le rêve, elle marchait avec un petit chien à côté d'elle et elle n'avait pas peur. Elle se disait : « Tout va bien, car Monique saura quoi faire avec ce chien. » Le chien avait besoin d'être dompté.*

Monique Séguin l'a invitée à donner une interprétation, ce à quoi elle a répondu : « Vous le savez. » Monique Séguin a ensuite voulu savoir si elle avait peur et au début elle a dit non. Puis, elle a avoué qu'elle avait peur de mourir et elle a pu en parler pour la première fois. Après cette conversation, elle se sentait beaucoup plus calme et une semaine plus tard elle mourait paisiblement.

Le rêve de cette femme a été pour elle une dernière chance d'aborder ses peurs et de trouver du secours auprès du personnel qui s'occupait d'elle. Je suis convaincue qu'elle a rêvé à Monique Séguin à cause de son intérêt pour les rêves, bien connu dans ce centre de soins. L'image du chien qui devait être dompté lui a fait comprendre que ses peurs pouvaient aussi être domptées. Son rêve lui a donné l'espoir d'une certaine forme de résolution et l'invitation de Monique Séguin à parler de ses rêves était la dernière permission qu'il lui fallait.

J'ai rencontré beaucoup de membres de familles bienveillantes et affectueuses qui ne veulent rien de plus que protéger ceux qu'ils aiment de la dure réalité de la mort et du deuil. Ils vivent leur propre perte en silence parce qu'ils ne veulent pas contrarier leur famille avec leurs émotions. Souvent, ils ne se rendent pas compte que l'être qu'ils aiment agit exactement de la même façon, en leur épargnant ses propres émotions fortes. Je suis certaine qu'ils s'aiment. Je les vois s'efforcer de satisfaire leurs désirs respectifs. Toutefois, trop souvent les proches essaient de deviner les pensées de l'être cher et, trop souvent, concluent qu'il souhaite l'évitement. Ils se protègent mutuellement de la triste vérité et, en conséquence, se sentent seuls. Chacun s'enferme dans un isolement émotionnel jusqu'aux tout derniers jours. L'amour qu'ils se portent les a poussés à ériger, chacun de leur côté, des forteresses contre les émotions.

Si cette description vous fait penser à votre famille, sachez que vous n'êtes pas seul. Presque toutes les familles traversent une période de rapports tendus quand individuellement les membres tentent de déterminer ce qu'ils peuvent dire sans causer de bouleversements.

À cause de cette malencontreuse protection bienveillante, ils ratent une occasion de partager une véritable intimité à un moment où elle serait le plus utile. Si personne n'évoque la mort, il devient encore plus difficile de parler de ce qui importe le plus à la fin de la vie. Comment dire adieu à quelqu'un si nous refusons d'admettre qu'il s'en va ?

Il y a tant à se dire quand une vie prend fin. Les conjoints et les enfants peuvent se remémorer ensemble ce qui a bien été, ce qu'ils ont pardonné, ce dont ils se souviendront, quelles leçons essentielles ils transmettront à la prochaine génération. La personne qui est sur le point de mourir peut offrir ses dernières paroles et raconter à nouveau les histoires sur les grands-parents, les arrière-grands-parents et la vie familiale. Toutes ces conversations ne sont possibles que si les personnes concernées arrivent à briser leur silence protecteur.

Dans le cadre des soins aux mourants, les infirmières, les travailleurs sociaux, les médecins et les aumôniers offrent tous des moyens d'amorcer ces entretiens. Nous demandons : « Que se passe-t-il pour vous ces jours-ci ? » Faisant preuve d'un peu plus de perspicacité, nous disons : « J'ai remarqué que vous avez perdu du poids et que vous semblez moins énergique. » Nous invitons les patients à dire à voix haute ce qu'ils voient et sentent et nous demandons : « Que se passe-t-il en ce moment, d'après vous ? Avez-vous communiqué vos désirs aux autres ? » Ces questions sont des invitations subtiles à engager un dialogue à propos de leur réalité.

Les paroles d'adieu ne sont pas faciles à prononcer. La plupart d'entre nous ne savent trop quoi dire ni quand parler. Nous avons parfois besoin de rassurer la personne que tout ira bien pour nous, mais peu d'entre nous savent repérer le bon moment pour entreprendre une telle conversation. Comment admettre l'inéluctable quand nous avons encore besoin d'espoir ? Et si nous faisions trop vite nos adieux larmoyants, venus du fond du cœur ? Comment vivre avec cette gêne devant la personne qui continue de vivre ?

L'hypnothérapeute clinicienne et conseillère spirituelle Mary Anne Sanders décrit de façon touchante les derniers jours de sa mère dans son livre *Nearing Death Awareness* [N.d.T. : Conscience à l'approche de la mort]. Elle y fait aussi un compte rendu de sa propre tentative maladroite d'initier une franche conversation avant le décès de sa mère. Peu de temps après son admission dans un établissement de soins palliatifs, sa mère s'est mise à parler de déménagement, ce que Mary Anne Sanders a reconnu comme un langage symbolique typique pour évoquer la mort. Comme le décrit Mary Anne Sanders, un jour sa mère « m'a annoncé sur un ton furibond qu'elle allait être déménagée dans un autre lit en haut (l'établissement ne comportait qu'un seul niveau). Quand j'ai voulu connaître la raison, elle a rétorqué : "Je ne sais pas, mais je n'aime pas ça du tout[11] ! " »

Mary Anne Sanders et sa tante ont quand même courageusement donné à sa mère leur permission de partir, ce à quoi elle a répliqué avec aigreur : « Je ne crois pas être aussi malade que vous le croyez. » À la grande surprise de tous, excluant celle de sa mère, sa santé s'est effectivement améliorée ; sa confusion a diminué et elle n'a plus parlé de déménagement. Et Mary Anne Sanders a cessé de parler de départ.

Je dois croire que Mary Anne Sanders n'a pas regretté une minute de s'être préparée en vue de la mort de sa mère ni de l'avoir encouragée de vive voix à lâcher prise. Ses paroles l'ont rapprochée de sa mère et leur ont donné une chance de reparler de la séparation imminente. Leurs dialogues leur ont fourni une autre occasion de dire des vérités et Mary Anne Sanders a reçu de sa mère la permission d'insérer ce récit dans son livre.

11. Mary Anne SANDERS, *Nearing Death Awareness: A Guide to the Language, Visions, and Dreams of the Dying*, Londres, Jessica Kingsley, 2007, p. 30-31.

En fin de compte le courage d'exprimer la vérité dans un moment de tendresse a plus d'importance que la crainte de se tromper. Nous avons fait ce qui nous paraissait impossible. Nous nous sommes préparés à lâcher prise et à toucher un espace vulnérable dans notre cœur. Si le temps était mal choisi, peut-être devrons-nous nous excuser d'avoir pensé que la situation était pire qu'en réalité. C'est sans doute ce qu'a fait Mary Anne Sanders. Peut-être faudra-t-il nous ressaisir émotionnellement et resserrer nos liens et notre intimité maintenant que nous savons que nous devrons refaire nos adieux. Mais tout cela est réalisable. Tout cela est pardonnable.

Les rêves favorisent ces conversations. J'ai constaté que cette simple question — *À quoi rêvez-vous ces temps-ci ?* — suffit parfois à inciter la personne en fin de vie à parler de sa mort. Un seul rêve raconté à des amis ou à sa famille peut occasionner un rapprochement entre toutes les personnes intéressées.

Je me souviens d'un homme qui a répondu à ma question en décrivant un rêve qui a transformé sa relation avec sa femme et ses enfants juste sous mes yeux. Avant que je le rencontre, sa femme m'avait avertie qu'il endurait sa maladie stoïquement depuis plus d'un an sans jamais en parler. À mon arrivée, sa famille paraissait tendue et fermée. Deux filles, un fils, un gendre et trois petits-enfants adolescents étaient tous autour de son lit d'hôpital dans le salon. Personne ne parlait. L'homme était allongé dans le lit, les yeux fermés, et ne m'a pas saluée quand je me suis assise et me suis présentée. Quand je lui ai demandé comment il allait, il a hoché la tête une fois.

J'ai soutenu le lourd silence un instant, avant de poser cette question : « À quoi rêvez-vous ces temps-ci ? » Ses yeux se sont ouverts d'un coup et il m'a fixée. J'ai entendu quelqu'un derrière moi pousser un grand « ah ». Il s'est redressé un peu dans son lit et a dit calmement : « J'ai fait un rêve intéressant il y a quelques nuits. »

Après toutes ces années, je n'arrive plus à me rappeler le moindre détail de ce rêve, mais je suis encore surprise du rapide changement d'atmosphère dans la pièce. Ses enfants se sont penchés vers lui, hochant la tête et souriant tandis qu'il parlait, et deux d'entre eux avaient les larmes aux yeux. Quand il a eu fini, sa femme est allée s'asseoir près de lui sur le lit ; elle a pris sa main et y a posé un baiser.

Je lui ai demandé ce qu'il pensait de ce rêve et il s'est contenté de hausser les épaules sans faire de commentaires. La plus jeune de ses filles s'est mise à rire à travers ses larmes et j'ai su que le message qu'il avait livré, peu importe lequel, avait été entendu. Je l'ai remercié d'avoir raconté son rêve et me suis esquivée pour céder la place à la famille, qui maintenant avait beaucoup à dire, riait et pleurait. Après un certain temps, j'ai dû doucement leur rappeler les tâches terre-à-terre que j'étais venue exécuter. Tout le monde paraissait maintenant plus détendu et plus serein. Il y avait des rires et tous appréciaient la compagnie des autres.

Grâce à mon invitation, cet homme a engagé avec sa famille une conversation indispensable qui a donné à tous une chance d'échanger entre eux. Je n'ai proposé aucune interprétation et ne l'ai pas forcé non plus à creuser le sens de son rêve. Il était évident qu'il s'adressait à sa famille. Au cours des trois semaines suivantes, ils se sont souvent parlé. Ils évoquaient sa vie, partageaient des souvenirs, demandaient pardon et finalement ils ont fait leurs adieux. Un seul rêve avait déclenché toutes ces causeries. En racontant son rêve, il leur donnait à tous la permission de parler ouvertement, ce qu'ils ont fait avec gratitude.

Les rêves ne suscitent pas toujours d'aussi extraordinaires conversations que dans cette famille, mais je crois que tous ont le potentiel de produire des discussions plus franches. Le travail sur les rêves des groupes de soutien a révélé les liens puissants que les gens trouvent entre eux quand ils racontent leurs rêves, peu importe sur quoi ils portent. L'acte qui consiste à raconter un rêve bâtit la confiance et la sécurité émotionnelle entre le rêveur et ses auditeurs qui, ainsi, peuvent vivre pleinement jusqu'à la fin.

Résumé du chapitre

Les rêves nous aident à parler avec des gens de confiance de ce qui a le plus d'importance dans notre vie, que ce soit notre emploi, notre santé, notre passé ou nos croyances les plus profondes. Chaque rêve est un tremplin, un bref récit qui peut nous tirer du papotage sur la pluie et le beau temps pour nous recentrer sur nos préoccupations les plus pressantes. Les rêves nous amènent à parler plus aisément de nos émotions fortes, leurs images et leurs intrigues flottant souvent sur un courant d'amour, de souffrance ou de peur pouvant être mieux compris grâce à la narration à voix haute. À la fin de la vie, les rêves peuvent faciliter les conversations les plus difficiles de notre existence, celles qui portent sur le fait de mourir, la mort comme telle, la perte et la manière dont nous ferons notre deuil. Ils ouvrent la voie à ce qui aurait pu être inexprimable tout haut et ce partage — cette ouverture subtile à la vulnérabilité — peut enrichir les derniers jours de la vie et leur donner plus de sens.

Parlons de rêves

- Avez-vous déjà souhaité pouvoir discuter plus ouvertement de la fin de la vie avec une personne que vous aimez ? Qu'est-ce qui vous en a empêché ? Qu'est-ce qui aurait pu vous aider, d'après vous ?
- Avez-vous déjà amorcé une conversation difficile en racontant une histoire ? Que s'est-il passé ? En quoi le recours à un rêve aurait-il pu changer cette conversation ?
- Comme pour tout le reste dans la vie, il faut de la pratique pour réussir à parler du quotidien par l'intermédiaire des rêves. Comment pourriez-vous commencer à vous exercer avec les personnes que vous aimez ?

Chapitre 3

Les rêves de préparation nous aident à nous tenir prêts

Les rêves portant sur la mort sont assez fréquents au cours d'une vie. La plupart des gens se souviennent de quelques rêves où ils ont résisté à une menace, été témoins d'une destruction ou ont fui un monstre. Le rêve courant où nous nous voyons en train de tomber est imprégné de l'appréhension de la mort à la fin de la chute. Les experts qui ont fait des recherches sur l'activité de rêver savent que la plupart des rêves portant sur la mort sont de puissants symboles qui reflètent nos sentiments dans le quotidien. Kelly et Patricia Bulkley, les auteures de *Dreaming Beyond Death: A Guide to Pre-Death Dreams and Visions* [N.d.T. : Rêver au-delà de la mort : un guide pour comprendre les rêves et visions précédant la mort] font remarquer que les images dans les rêves peuvent être des métaphores pour toutes sortes de changements tels que le vieillissement et la perte de l'enfance[12]. Nous rêvons plus souvent et de façon plus réaliste que nous courons un danger mortel quand nous subissons du stress. Les survivants d'accidents, de guerres, d'incendies et d'inondations rêvent souvent de catastrophes afin de

12. Kelly BULKELEY et Patricia BULKLEY, *Dreaming Beyond Death: A Guide to Pre-Death Dreams and Visions*, Boston, Beacon Press, 2005.

mettre de l'ordre dans les puissantes émotions que font émerger de telles pertes.

Toutefois, en fin de vie, quand la mort devient une menace réelle, nos rêves passent à d'autres sujets. Quand la mort n'est plus simplement une métaphore du changement et devient une réalité, étonnamment nos rêves se font plus apaisants et plus optimistes. À mesure que nous approchons de la mort, nos songes nous aident peu à peu à nous préparer à l'instant où il faudra lâcher prise.

La psychiatre et psychanalyste jungienne Marie-Louise von Franz a appris grâce à son travail clinique que les rêves en fin de vie livraient aux rêveurs deux messages importants : d'abord l'affirmation calme, directe, parfois viscérale que le corps va mourir. Dans ces rêves, des choses se brisent, des médecins s'éloignent en secouant la tête, le rêveur entend qu'il n'y a plus rien à faire ou une voix lui dit carrément qu'il va mourir. Certains rêves montrent des images horribles de chairs qui pourrissent et se décomposent pour que le message soit bien clair.

Le second message est tout aussi limpide et affirmatif : le rêveur — l'âme, la personnalité, l'esprit — continuera assurément de vivre après la mort physique. Selon l'interprétation de Marie-Louise von Franz, le soi inconscient qui rêve ne reconnaît pas la mort physique comme notre fin en tant qu'individus. Plus souvent (beaucoup plus souvent), nos rêves montrent la mort comme une autre étape de croissance et de développement personnels. Il n'y a pas d'images où nous heurtons le mur du néant ni d'annihilation personnelle. Le rêveur s'y voit plutôt voyageant à un nouvel endroit, rencontrant à nouveau d'anciens amis qui lui sont chers et trouvant de l'aide et du réconfort quelque part au-delà de la vie physique[13]. Pour Marie-Louise von Franz, les rêves sur la mort sont réconfortants, et un baume pour l'âme.

D'autres cliniciens qui ont écrit sur les rêves en fin de vie rapportent la même observation. À l'approche de la mort, les rêves deviennent progressivement plus réconfortants et plus rassurants. Nos rêves cessent d'amplifier nos états émotionnels négatifs pour nous offrir plutôt espoir et apaisement.

Le psychanalyste jungien Mark Welman illustre bien cette progression des rêves. Dans le cadre de sa thèse de doctorat, il a interrogé Peter, un ingénieur à la retraite âgé de 71 ans « qui se rappelait rarement ses rêves et portait peu d'intérêt à la psychologie, à la mythologie ou aux sujets connexes », avant d'accepter de participer à la recherche de Mark Welman sur les rêves en fin de vie[14]. Peter a narré à Mark Welman un total de sept rêves au cours des six mois suivants. J'en ai inclus trois ici – le premier, le quatrième et le dernier – pour montrer comment les rêves peuvent progresser d'avertissements d'une perte imminente à des messages d'espoir et de consolation.

- *Rêve 1 : J'ai rêvé que j'avais deux corps, qui s'ajustaient ensemble comme des parties d'un objet (...) Un corps se soulevait lentement et s'éloignait de l'autre en flottant.*
- *Rêve 4 : J'étais un ordinateur qui ne marchait pas. Quelqu'un a appelé les techniciens et ils ont dit qu'une de*

13. Marie-Louise Von FRANZ, *Les rêves et la mort*, Ville d'Avray, Éditions La Fontaine de Pierre, 2011. « Lorsque le sujet, homme ou femme, se berce d'illusions et n'a pas conscience de la proximité de sa mort, il fait souvent des rêves qui attestent avec une impitoyable rigueur ce fondement objectif. » « La mort, en tant que fin abrupte du corps, n'a qu'une importance relative pour le psychisme inconscient. Tout se passe comme si la vie de l'âme (...) se poursuivait normalement. »

14. Mark WELMAN, *Death and Gnosis: Archetypal Dream Imagery in Terminal Ilness* [N.d.T. : Mort et gnose : imagerie onirique archétypale dans la maladie terminale], Afrique du Sud, Rhodes University, 1996, 255 p., http : //eprints.ru.ac.za/1769/. Reproduit avec la permission de l'éditeur.

mes pièces était brisée et qu'il fallait la remplacer par des neuves, à l'intérieur de moi (...) mais ils n'arrivaient pas à trouver de pièces de rechange.

- *Rêve 7 (dernier rêve) : J'ai vu une fleur aux couleurs éclatantes (...) J'ai pensé que j'en avais toujours voulu une comme ça dans mon jardin*[15].

Le jour où Peter a raconté ce dernier rêve, il a étonné les chercheurs en serrant solennellement la main à chacun d'eux, en leur souhaitant bonne chance pour tous les projets à venir. Au début du projet il s'était senti en colère et dépressif, maintenant il paraissait non seulement détendu, mais serein. Il est mort quelques jours après.

Les premier et quatrième rêves de Peter illustraient son sentiment de perte imminente. Dans le premier, il perdait assez littéralement son corps et dans le quatrième il se voyait comme un ordinateur irréparable. Le dernier rêve ne lui a pas apporté une consolation venue d'anges ou de guides, ce à quoi il ne croyait pas. Il a plutôt vu une belle fleur qu'il avait toujours voulu et a trouvé la paix dans cette image.

Il reste encore à découvrir s'il est commun que les rêves passent en mode réconfort en fin de vie. Les rêves de Peter se sont-ils transformés parce qu'il était mourant et que c'est leur fonction à ce moment de la vie, ou ont-ils changé parce que c'était précisément ce dont Peter avait besoin ? Les spécialistes du rêve, comme ceux qui ont discuté avec Peter, ont souvent limité leurs recherches aux rêves d'un nombre restreint de clients, parfois un seul. Les chercheurs qui ont tenté de rassembler plus de rêves en fin de vie souvent n'osent pas

15. *Ibid.*, appendice B.

poser directement la question à leurs sujets. Ils ne veulent pas s'imposer à un moment aussi délicat et se sont plutôt fiés aux fournisseurs de soins, aux familles et au personnel infirmier pour leur transmettre des rêves qui leur avaient été racontés par leurs patients. Souvent, ces rêves ont été choisis et remémorés parce qu'ils étaient significatifs sur le plan émotionnel, ce qui ne nous apprend rien sur leur fréquence.

Au cours des dernières années, le Center for Hospice and Palliative Care [N.d.T. : Centre de soins terminaux et palliatifs] à Buffalo, dans l'État de New York, a entrepris des recherches d'avant-garde sur les rêves en fin de vie. La première découverte importante a été qu'un grand nombre de personnes admises en unité de soins terminaux consentaient à raconter leurs rêves. Certaines y voyaient une chance de fournir un apport durable, mais la plupart recherchaient le soutien émotionnel d'un auditeur. Elles voulaient de l'assistance pour explorer leurs rêves[16].

Dans une étude, l'équipe de recherche a suivi 63 pensionnaires hospitalisés au centre de soins tous les jours sur une période de 18 mois, ou jusqu'à ce que les participants n'aient plus l'usage de la parole. Tous étaient sains d'esprit et aucun ne prenait de médicaments ayant pu provoquer des hallucinations. En tout, les chercheurs ont établi des rapports sur 269 rêves ou visions. Un pourcentage étonnant de 88 % de ces personnes ont pu se remémorer et décrire au moins un rêve ou une vision éveillée à la fin de leur vie. La première recherche publiée de l'équipe a confirmé ce que les cliniciens avaient observé dans le cadre de leur travail depuis plusieurs décennies. Les gens continuent de rêver

16. Pei GRANT, chercheur au Center for Hospice and Palliative Care, communication personnelle, janvier 2014.

jusqu'à la fin de la vie. Les rêves apportent souvent une consolation et de l'espoir, devenant plus directs et clairs à mesure que la mort approche, et aident les rêveurs à se préparer sur le plan émotif en vue de la fin. Voici la conclusion des chercheurs :

> Souvent la crainte de la mort diminue en conséquence directe [des rêves] (...) et il survient une nouvelle perspective vers la mortalité. Sur le plan émotionnel, l'effet est (...) réconfortant et, paradoxalement, enrichit même la vie. La personne meurt sur le plan physique, mais son identité émotionnelle et spirituelle demeure présente (...) [Les rêves] ne nient pas la mort, mais transcendent l'expérience de la mort[17].

Au niveau le plus profond, les rêves en fin de vie mettent en évidence l'hypothèse selon laquelle nous sommes plus que notre corps physique et ce que nous sommes transcende sinon notre mort physique, assurément notre fin de vie. Nos rêves conçoivent la fin de la vie comme le prochain grand défi émotionnel et spirituel que nous devons affronter et accepter.

Dans mon travail, j'ai constaté que ces rêves préparatifs ont aidé beaucoup de gens à la fin de leur vie. Les rêves de préparation rappellent aux rêveurs ce qui importe le plus dans leur vie et ce qu'ils souhaitent encore accomplir. Les rêves de voyages aident les personnes à avancer vers un

---

17. Chistopher W. KERR, James P. DONNELLY, Scott T. WRIGHT, Sarah M. KUSZCZAK, Anne BANAS, Pei C. GRANT et Debra L. LUCZKIEWICZ, « End-of-Life Dreams and Visions: A Longitudinal Study of Hospice Patients' Experiences », *Journal of Palliative Medicine*, janvier 2014, p. 12.

ailleurs sûr ou à s'engager dans une aventure nouvelle. Les rêves aident les rêveurs à rassembler leur force émotionnelle au moment où leur force physique est défaillante. Les rêveurs revoient leurs vieux amis et leurs proches décédés qui les attendent et commencent à imaginer une existence au-delà de la mort.

Voilà tout ce que font les rêves puisqu'ils émanent toujours de nos désirs les plus profonds et de nos meilleures intentions envers nous-mêmes. Nos rêves existent pour notre seul avantage et favorisent notre compréhension de nos plus grands désirs et besoins. En écoutant nos rêves, nous découvrons le sens actuel de notre vie, ce qui nous rattache à nos espoirs.

Ils nous aident à boucler les affaires inachevées

Il y a tant de choses à terminer à la fin de la vie. Ce processus de pertes et d'adieux se déroule quotidiennement, parfois d'heure en heure. Chaque jour apporte une fragilité nouvelle et une autre petite fin potentielle. Les personnes en fin de vie se demandent, après avoir parlé au téléphone avec un ami, si c'était leur dernière conversation. Elles sortent les ordures en trébuchant et se disent que quelqu'un d'autre devra bientôt se charger de cette tâche. Elles s'installent dans un fauteuil roulant pour la première fois et se demandent si elles pourront encore se tenir debout. Tout changement leur rappelle que tout ce qu'elles ont connu prendra fin, que tout prend fin peu à peu – d'abord leur travail et leurs loisirs, puis leur force, enfin leur équilibre et leur résistance.

Les rêves nous aident à placer l'expérience émotionnelle de la perte sous une forme physique gérable. En rêve, les gens font du ménage dans leur maison, ferment les volets, font leurs valises et rangent leurs biens précieux. Certains rêvent qu'ils mettent de l'ordre dans leurs affaires et, à leur réveil, sont déterminés à faire de même au quotidien.

Ces rêves peuvent s'avérer d'alarmants rappels de ce qui demeure inachevé ou exprimer nos émotions sous une forme plus symbolique. Un homme faisait de nombreux rêves angoissants, dont un dans lequel ses collègues de travail tentaient de le kidnapper[18]. À son réveil, il savait que ses collègues ne lui voulaient pas de mal. Il a compris son rêve comme une expression de son angoisse de laisser quelque chose inachevé. Une mère de jeunes enfants a été perturbée par un rêve dans lequel elle « les préparait pour l'école et les amenait à des pratiques[19] ». Le songe lui rappelait ce qu'il restait à faire dans sa vie et la peine qu'elle éprouvait à devoir quitter ses enfants.

Ces rêves peuvent mener à des conversations nécessaires sur ce qui n'est pas terminé et ce qui doit être fait avant que le rêveur se sente prêt à lâcher prise. Le rêve entreprend une conversation délicate sur les inquiétudes qui continuent d'embêter la personne mourante, entre autres s'occuper des factures impayées ou des arrangements funéraires, s'assurer que la famille endeuillée ira bien. Les rêves peuvent pousser les gens à transmettre leurs connaissances aux membres de leur famille ou les rassurer sur la capacité de leur conjoint ou conjointe à apprendre à cuisiner, à s'occuper de l'entretien de la voiture et à payer l'hypothèque.

---

18. Cheryl L. NOSEK, Christopher W. KERR, Julie WOODWORTH, Scott T. WRIGHT, Pei C. GRANT, Sarah M. KUSZCZAK, Anne BANAS, Debra L. LUCZKIEWICZ et Rachel M. DEPNER, « End of Life Dreams and Visions: A Qualitative Perspective from Hospice Patients », *American Journal of Hospice and Palliative Care,* janvier 2014, p. 9-10.

19. *Ibid.*, p 10.

En écoutant le rêve, tout le monde peut savoir ce qu'il reste à faire, à réparer ou à organiser selon le rêveur, avant sa mort. L'écoute sans interprétation permet au rêveur de décider si le rêve a utilisé un langage symbolique pour exprimer l'émotion ou s'il lui enjoignait de se charger d'une affaire précise.

Quand un rêve est raconté, il acquiert, ainsi que le rêveur, une importance nouvelle. Ainsi, tout le monde sait que ce que pense et sent le rêveur est encore important. Il peut paraître évident que le rêveur est encore important, mais quand les besoins de soins corporels s'accumulent, la personne peut facilement se soucier d'avoir déjà trop pris du temps et de l'attention d'un fournisseur de soins. Le rêve ramène le rêveur, et non seulement son corps, dans la conversation.

Ils nous donnent du courage

Les rêves de préparation peuvent aussi nous rappeler la force intérieure qui nous permet d'aller à la rencontre du dernier grand inconnu. Dans *Dreaming Beyond Death* [N.d.T. : Rêver au-delà de la mort], Patricia Bulkley relate sa rencontre avec Bill, un capitaine de navire de la marine marchande, qui a sombré dans une dépression après avoir appris de son médecin qu'il allait mourir bientôt. Bill s'est coupé de sa famille et de tout ce qui auparavant était important pour lui. Après s'être fait tirer l'oreille, il a accepté une consultation avec Bulkley qui, à l'époque, travaillait comme aumônière dans un centre de soins terminaux. Elle est passée le voir chez lui et il lui a fait voir ses souvenirs de sa vie en mer. Elle a trouvé un verset de la Bible pour l'encourager à puiser du courage en lui[20].

Quand Patricia Bulkley est revenue le voir quelques jours plus tard, elle a constaté une profonde amélioration dans son bien-être émotionnel. Il a accueilli Patricia Bulkley avec un sourire chaleureux. Il était animé d'une vitalité nouvelle, malgré la maladie. Bill lui a expliqué qu'il s'était souvenu qu'il avait l'habitude de lire des passages de la Bible quand il se trouvait en mer, debout à la barre, scrutant l'océan, conscient de la présence de Dieu « même si à cette époque nous ne savions trop exactement où "là-bas" se trouvait ». Puis, il a fait ce rêve :

> *Je navigue à nouveau de nuit dans des eaux inexplorées et mon goût de l'aventure revient. Je sens l'excitation me titiller à nouveau tandis que je fends les vagues de cette vaste mer sombre et déserte, étrangement certain d'aller dans la bonne direction. Et plutôt curieusement, je n'ai plus peur de mourir. En fait, je suis prêt à partir toujours un peu plus chaque jour*[21].

Pour bon nombre d'entre nous, la mort peut paraître tel un vaste désert sombre — inexplorée, inconnue et d'une envergure tellement plus grande que nos vies fragiles. Le songe de cet homme ne réduisait pas la vastitude de la mort ni tout ce qui lui était encore inconnu. Le rêve n'atténuait pas les vagues, ne présentait pas de joli arc-en-ciel. Le rêve ne l'empêchait pas de reconnaître que la mort était impossible à maîtriser, inexplorée, sombre, déserte.

---

20. Kelly BULKELEY et Patricia BULKLEY, *Dreaming Beyond Death*, p. 1.

21. *Ibid.*, p. 3.

Son rêve lui rappelait plutôt qu'il savait déjà comment affronter une situation aussi énorme avec courage et une joie fulgurante. Il lui a rappelé qu'il était capable de naviguer dans l'obscurité et d'émerger sain et sauf, qu'il pouvait se fier à son aptitude à franchir les vagues. Il lui a rappelé qu'une telle vastitude, sombre et inconnue faisait partie de son attrait pour la navigation. Il a éveillé en lui une profonde excitation, un goût de l'aventure et une forte confiance en quelque chose qui le dépassait. Dans son rêve, il s'est rappelé qu'il était sûr que Dieu l'accompagnait même lorsqu'il se trouvait devant une entité beaucoup plus grande que sa propre vie.

À son réveil, il avait moins peur, non pas parce que la mort était maintenant devenue plus banale, mais parce qu'il avait pris conscience du courage dont il faisait preuve quand il voguait sur la mer périlleuse. Il ne lui était pas nécessaire de tenter de voir un autre sens à son rêve de navigation. Le message était clair et net et concernait directement ses peurs et ses forces. Même s'il savait que jamais il ne pourrait avoir une emprise sur les vagues et l'obscurité, il s'est éveillé persuadé que sa mort pouvait être aussi paisible et finalement sans danger, tout comme ses voyages maritimes du passé.

Les versets de la Bible de Patricia Bulkley ont peut-être suffisamment stimulé l'imagination de ce capitaine de la marine marchande pour qu'il fasse ce rêve, mais sans ce rêve aurait-il ressenti aussi nettement cette sensation d'être à la fois en danger et en sécurité ? C'est uniquement en rêvant qu'il naviguait dans la noirceur – une situation qu'il connaissait – qu'il a pu faire l'expérience aussi viscérale d'affronter la mort avec confiance et courage.

Dans leur livre *Les rêves en fin de vie : 100 récits de rêves pour faciliter la grande traversée,* Nicole Gratton et Monique Séguin décrivent l'expérience d'un jeune homme qui souffrait d'un cancer du poumon en phase terminale. Avant d'entrer au centre de soins terminaux, il avait déployé beaucoup d'efforts pour rester en vie, en quête de tous les nouveaux traitements jusqu'à ce qu'il ne reste plus rien à faire[22]. De même, dans ses premiers rêves il courait constamment après quelque chose qu'il n'attrapait jamais et était toujours essoufflé. À ses yeux, ces rêves reflétaient aussi bien sa volonté de vivre que ses peurs que sa santé lui échappe malgré tous ses efforts. À présent, son rêve avait pris un tour nouveau qui faisait une grande différence.

> *Je me vois courir dans un lieu où tout est beau. C'est très agréable, car je ne suis pas essoufflé. Je cours avec facilité et j'ai du plaisir*[23].

Ce dernier rêve symbolise son acceptation de la fin de sa vie, ce qu'avaient remarqué aussi bien sa famille que ses pourvoyeurs de soins. Dans le rêve il se réapproprie sa force et sa détermination. Il peut maintenant apprécier la beauté du lieu où il court. Maintenant qu'il acceptait avec béatitude, il disposait de temps pour partager amour et estime avec les membres de sa famille. Sa vie s'est allégée et a pris un nouveau sens : aimer sa famille et être aimé et chéri en retour.

Les rêves présentent parfois des images de mouvement si subtil qu'il est difficile d'imaginer que leur réconfort soit aussi efficace, mais elles n'en sont pas moins chargées de

22. Nicole GRATTON et Monique SÉGUIN, *Les rêves en fin de vie,* p. 40.

23. *Ibid.*

sens. Marie-Louise von Franz cite la thèse d'une jeune psychologue quand elle raconte l'histoire de Suzanne, une dame âgée qui vivait les derniers jours d'une longue maladie et qui n'avait pas encore surmonté sa terrible frayeur de la mort[24]. Puis elle a rêvé d'une petite bougie qui brûlait vivement sur le rebord de la fenêtre de sa chambre d'hôpital. Tandis qu'elle l'observait, la bougie s'est soudainement éteinte, la laissant dans l'obscurité. La lumière est revenue avant qu'elle ait le temps de paniquer, maintenant juste à l'extérieur de la fenêtre. La bougie s'était déplacée de quelques centimètres seulement pour aller se placer de l'autre côté de la fenêtre et la dame s'est sentie grandement réconfortée de la voir brûler toujours aussi vivement, dans la noirceur, au-delà de la sécurité de son monde familier. Dès lors, elle a su que sa vie allait aussi se poursuivre d'une manière ou d'une autre. Elle serait comme la flamme, sa vie physique s'éteignant pour se rallumer de plus belle de l'autre côté. Le lendemain matin, elle a annoncé à son médecin qu'elle était prête à mourir.

C'était un petit mouvement, mais si important. La flamme de la bougie représentait sa vie, délicate et vacillante près de la fenêtre froide donnant sur la noirceur. Lorsque la bougie s'est rallumée de l'autre côté de la fenêtre, brûlant vivement, elle lui a confié tout ce dont elle avait envie de connaître sur l'autre monde. La bougie a survécu au déplacement — tout comme elle le ferait.

De tels rêves détournent notre attention du corps impuissant pour l'amener sur le courage de notre esprit. Si la mort s'apparente à un voyage, pour voyager il faut consentir, agir, faire preuve de courage et relever le défi de guider notre

24. Millie Kelly FORTIER, «Dreams and Preparation for Death», *ProQuest Dissertations and Theses*, 1972, p. 1. Consulté le 20 mars 2014.

navire sur le vaste océan, de nous élancer dans une course ou de suivre notre esprit dans le vacillement d'une bougie.

Ce sont les images elles-mêmes qui confèrent leur puissance à ces rêves. Les rêveurs n'ont pas besoin de les raconter pour se sentir rassurés. Ils traitent directement des peurs les plus grandes et fournissent des moyens de les vaincre. Les rêveurs n'ont pas besoin, non plus, qu'on leur dise que leurs rêves sont sans doute des messages symboliques à propos de la mort ou des derniers jours de la vie. Même s'ils ne pensent pas consciemment que leurs rêves les aident à mourir, ils en retirent tout de même un immense réconfort. Le rêve en soi suffit.

En écoutant sans donner d'interprétation, nous amenons le rêveur à se raccrocher aux images. La narration renforce les images dans l'esprit du rêveur, ainsi que leurs effets sur lui ; elle valide leur confiance en l'importance du rêve. Les rêves sont réconfortants par eux-mêmes et se passent très bien de nos interprétations et questions.

Ils nous préparent à un voyage

J'ai fait la connaissance de Sylvie par notre église au moment où elle arrivait en fin de vie. Sylvie était une femme déterminée dont la force de caractère compensait plus que largement sa menue et frêle constitution. Elle était confinée à son fauteuil roulant depuis plusieurs années et avait besoin d'aide pour tout, mais son esprit était vif. Plutôt que de se définir par son handicap, elle se considérait comme la formatrice des jeunes soignants qui devaient apprendre à satisfaire ses besoins. Son regard perçant me rappelait un faucon, mais elle aimait bien faire de drôles d'airs loufoques pour exprimer le choc, l'amusement, la fausse colère et la confusion – n'importe quoi pour me faire rigoler. Je lui rendais visite toutes les deux semaines pour lui apporter des nouvelles de notre église et lui lire des poèmes et des prières.

Nous ne parlions pas de rêves, jusqu'à ce qu'un jour elle me signale qu'elle avait été occupée à faire ses bagages toute la semaine. J'ai jeté un coup d'œil à son appartement immaculé. Près de la cuisinette la personne soignante faisait non en secouant silencieusement la tête et je me suis rendu compte qu'il était fort probable que Sylvie avait rêvé qu'elle déménageait.

Si Sylvie m'avait avertie que c'était un rêve, je lui aurais sans doute demandé à quoi il lui faisait penser et comment elle le comprenait. Toutefois, elle en parlait comme si c'était réel. Elle avait toujours aimé voyager et durant sa jeunesse elle avait vécu dans divers pays pour s'occuper de l'entreprise familiale. Maintenant, elle paraissait contente et excitée à l'idée de plier bagage. Sa vie redevenait intéressante et j'espérais qu'elle s'y raccroche. Je l'ai donc questionnée sur l'évolution des bagages.

– Déménager exige beaucoup de travail, a-t-elle dit. Je me prépare depuis deux semaines et je suis fatiguée.

– Où vas-tu t'installer ? ai-je voulu savoir.

De sa bonne main, elle a fait un geste vague en direction de la fenêtre.

– Là-bas, de l'autre côté du lac, sur la plage. Je veux dire… tout près, là-bas.

Lors de mes trois visites suivantes, elle m'a accueillie avec cette même histoire. Elle allait s'installer ailleurs et se préparait en emballant ses affaires. Une fois, elle était tellement convaincue que le déménagement aurait lieu dans les prochains jours que je me suis à nouveau renseignée furtivement auprès de la personne soignante avant de partir. Elle a secoué la tête.

— Non, elle ne va nulle part. J'ignore pourquoi elle vous dit ça.

Sylvie *déménageait*. Elle s'affaiblissait et devenait de plus en plus désorientée. Je percevais de frappants changements physiques. À chacune de mes visites, elle était encore plus affaissée dans son fauteuil roulant. Il lui fallait plus de temps pour manger et elle dormait plus longtemps. Ses mains étaient plus souvent posées sur ses genoux. Je lui lisais encore de la poésie et ses réactions se réduisaient à un sourire ou une grimace, hochant la tête pour me signifier de relire certains poèmes. Nos entretiens étaient de plus en plus décousus, tandis qu'elle s'efforçait de comprendre ce qui lui arrivait.

Un jour, Sylvie m'a accueillie avec une énergie qu'elle n'avait pas eue depuis des mois. Elle était assise bien droite dans son fauteuil, riant de temps en temps avec sa soignante. Elle m'a fait signe d'approcher et m'a confié qu'elle revenait tout juste d'une superbe croisière et qu'elle se sentait revigorée, même si elle avait assez dansé. Derrière elle, la soignante a levé les yeux au ciel. Je me suis installée à la table et me suis penchée vers Sylvie.

— Raconte-moi ça.

Elle m'a décrit un navire luxueux d'un style moderne des années 1950. Presque tous les passagers disposaient d'un chef de croisière personnel. Il y avait un orchestre sur le paquebot et on y servait un « honnête champagne » et des mets raffinés. J'étais curieuse de savoir si Sylvie percevait son rêve comme un changement symbolique, peut-être une préparation à la mort, mais pour Sylvie il s'agissait toujours d'un souvenir réel. Plutôt que de chercher des métaphores, j'ai gardé mon attention sur l'histoire de Sylvie.

— Chacun avait un chef de croisière pour se guider sur le navire de même que sur terre quand finalement nous accostions sur l'autre rive, a-t-elle poursuivi.

— As-tu aussi débarqué quand vous êtes parvenus sur l'autre rive ? ai-je demandé.

— Non, bien sûr que non ! Je suis revenue avec l'équipage.

— Pourquoi n'es-tu pas restée ?

Elle m'a lancé un regard faussement furieux.

— Eh bien, pour une étrange raison que personne ne m'a expliquée encore, j'ai été affectée à une nouvelle chef de croisière, une étudiante, et je devais la former. Elle n'avait pas terminé sa formation quand nous avons atteint l'autre rive et j'ai donc dû revenir.

— Oh, eh bien, ai-je dit, peut-être qu'elle aura assez d'expérience lors de la prochaine croisière.

Sylvie a pris un air optimiste.

— Il y aura une autre croisière ?

— Je ne vois pas pourquoi il n'y en aurait pas, ai-je dit, surtout si tu t'es donné la peine de former cette jeune fille. J'espère bien que tu auras la chance de la voir à son meilleur.

— J'aimerais bien, a dit Sylvie en souriant.

Notre conversation à propos de son rêve a duré près de 20 minutes. C'était notre dialogue le plus cohérent depuis plusieurs mois et, en fait, aussi notre dernier dialogue cohérent. Au cours de la semaine suivante, sa santé a décliné rapidement. Puis elle est morte, paisiblement, entourée de sa famille.

Ce rêve de croisière qu'a fait Sylvie montre à nouveau qu'il importe peu de donner une interprétation à un rêve en fin de vie qui apporte quand même du réconfort. Comme Daniel, au chapitre 2 qui allait danser en rêve et qui racontait ses sorties à sa famille, Sylvie n'avait pas besoin de savoir qu'il s'agissait d'un rêve. Elle sentait sa vie s'animer grâce à ses aventures qui l'excitaient. Elle se sentait suffisamment en sécurité pour espérer faire d'autres voyages et je souhaite que durant ses dernières heures un autre bateau soit venu l'attendre.

Les rêves de déplacements et de voyages peuvent survenir à n'importe quel stade de la vie. Ils se produisent plus souvent quand nous vivons d'importantes transitions telles qu'un nouvel emploi, l'obtention d'un diplôme, un mariage ou un divorce, l'arrivée d'un enfant, pour n'en nommer que quelques-unes. À la fin de la vie, cependant, ce type de rêves devient plus fréquent et comporte une nouvelle teinte émotionnelle.

Cinquante-neuf pour cent des personnes interrogées dans le cadre de l'enquête du Center for Hospice and Palliative Care avaient fait, au cours des dernières semaines de leur vie, des rêves dans lesquels elles se rendaient quelque part. Les rêves de voyages comme celui de Sylvie sont tellement fréquents au cours des derniers jours et semaines de la vie que les travailleurs de la santé les conçoivent souvent comme des repères d'une mort imminente.

En songe, les gens font leurs valises, ferment boutique et attendent dans une file. Ils achètent une voiture, traversent un pont, montent à bord d'un train, d'un navire ou d'un avion. Leurs rêves ont pour décor des aéroports, des gares, des fenêtres et des portes. Ils franchissent des océans, marchent dans des corridors et passent des seuils pour entrer dans un lieu jamais vu.

- *Je suis seule au bord d'un lac. Je décide de le traverser à la nage. À ma grande surprise, je réalise soudain que je sais nager. Je me sens merveilleusement bien. Je me rends de l'autre côté avec facilité*[25].
- *Je sais que nous allons quelque part, mais j'ignore où*[26].
- *Je vois de la lumière au bout du chemin et c'est beau*[27].
- *Je pars pour la Floride avec mon amie Jeannine. Je chante tout le long du chemin. Nous voyageons en Winnebago (...) Heureuse, heureuse. Je chantais tout le long*[28] *!*

Ces rêves sont imprégnés de mouvement et d'un sentiment de sécurité, parfois pour la première fois. La dame qui traverse facilement le lac en fait mention parce qu'elle a toujours craint l'eau et n'a jamais appris à nager. À présent elle peut se rendre aisément de l'autre côté et à son réveil elle s'est rendu compte que ses peurs de l'eau et de la mort avaient toutes deux disparu. Le rêve lui a donné une rassurante sécurité et ses peurs devant l'inconnu se sont estompées. Il y a de la paix dans le rêve, ainsi qu'une aventure réalisable et parfois un excellent service. Les rêveurs s'éveillent et retrouvent courage et espoir.

25. Nicole GRATTON et Monique SÉGUIN, *Les rêves en fin de vie*, p. 37.

26. Cheryl L. NOSEK *et coll*,, « End of Life Dreams and Visions: A Qualitative Perspective from Hospice Patients », p. 8.

27. Maggie CALLANAN et Patricia KELLY, *Final Gifts: Understanding the Special Awareness, Needs, and Communications of the Dying*, New York, Bantam, 1997, p. 101.

28. Nicole GRATTON et Monique SÉGUIN, *Les rêves en fin de vie*, p. 43.

Les rêves de voyages peuvent nous transporter dans les pires moments du processus de mort et nous faire passer des portes que jamais nous n'oserions franchir dans la vie. Ils nous exercent à passer à la prochaine grande étape menant vers l'inconnu, en nous rappelant que nous sommes déjà capables de voyager. Nos rêves nous disent que cet événement grandiose et inimaginable a peut-être bien plus en commun avec l'activité plus banale d'emménager dans un nouveau logement ou d'embarquer dans un bateau. En rêve nous prenons congé, levons l'ancre (notre cœur) et mettons les voiles. Nous nous exerçons à faire nos adieux à nos amis qui restent sur la rive. Nous nous entraînons à abandonner nos lieux familiers et à avancer avec confiance.

Son rêve d'une croisière luxueuse a procuré à Sylvie une certaine paix et du réconfort qu'aucune de mes paroles n'aurait pu égaler. Elle a connu une nuit de pur plaisir en dansant, en dégustant des plats recherchés, en savourant un champagne plus que passable en agréable compagnie. Elle en est revenue revigorée et détendue avec le goût de voyager encore — ce qu'elle ne pouvait plus faire depuis plus de deux décennies. Son rêve lui a donné un avenir qu'elle pouvait envisager avec bonheur, qui se bâtissait à partir de ses forces.

De plus, dans son rêve elle maintenait sa dignité personnelle en se percevant une fois de plus comme la formatrice, cette fois d'une jeune chef de croisière. Elle se définissait à partir de ce qu'elle pouvait encore offrir — des conseils, des instructions, un enseignement — non de son handicap. Sa décision de revenir quand les autres ont débarqué sur l'autre rive lui redonnait du pouvoir, un peu comme le capitaine de la marine marchande qui naviguait en haute mer.

Sylvie n'avait pas besoin d'interprétations supplémentaires et je ne lui ai pas expliqué comment les rêves en fin de vie pouvaient l'aider. Mes questions ont plutôt donné une résonnance à son plaisir et à son réconfort dans sa vie éveillée. J'ai laissé à Sylvie un espace pour explorer les raisons de son voyage et de son retour et l'ai encouragée à espérer une autre croisière. Elle avait le droit de parler de son expérience autant, ou aussi peu, qu'elle en avait envie, et de donner le ton à nos causeries subséquentes. C'était son rêve, son interprétation, sa réaction et son souvenir. Elle n'avait besoin ni plus ni moins que d'une auditrice disposée à l'aider à incorporer le rêve à sa vie éveillée.

D'avoir pu raconter son rêve a permis à Sylvie de revivre une expérience importante et de se réjouir de ses aventures. Son rêve pouvait mieux imprégner sa vie éveillée et lui offrir à nouveau tous les plaisirs qu'il renfermait. Raconter le rêve était bien plus qu'une simple évocation de souvenirs ; cela lui a permis d'ancrer cette expérience plus profondément dans son esprit et son âme. Elle a aussi eu l'occasion de nous apporter, à moi et à sa soignante, des nouvelles étonnantes : que la fin de la vie, malgré la faiblesse, nous réserve aussi de l'aventure, de l'espoir, des défis, et un bon champagne.

Résumé du chapitre

Tout rêve, peu importe ses images, peut être perçu comme préparatif s'il nous aide à nous préparer à la fin de notre vie. Les rêves font allusion à ce que nous voulons ou devons encore faire. Ils nous motivent à puiser dans nos forces en nous rappelant ce qui nous maintient fort intérieurement, que ce soient le courage, la curiosité ou la foi. Dans certains de ces rêves, nous faisons nos valises, attendons un train ou un avion ou partons en voyage. Nous nous exerçons à appréhender l'avenir avec confiance et une grande croyance en notre sécurité personnelle. Les songes comme celui de Sylvie nous montrent un autre aspect important, courant dans les rêves de préparation. Elle avait un guide – en l'occurrence une chef de croisière – pour l'assister dans son voyage.

Parlons de rêves

- Connaissez-vous quelqu'un qui s'est mis à parler de voyages en fin de vie ?
- Un rêve vous a-t-il déjà incité à accomplir un truc que vous remettiez continuellement à plus tard ? Qu'avez-vous fait ?
- Vous sentiriez-vous à l'aise qu'une personne qui vous est chère se complaise dans un voyage imaginaire qu'elle tient pour vrai ? Ou préféreriez-vous lui rappeler qu'elle n'est pas vraiment en voyage ?
- Croyez-vous qu'un rêve de voyage en fin de vie est une métaphore du voyage de l'âme ? Pourquoi ou pourquoi pas ?

Chapitre 4

Les rêves de visite nous procurent une agréable compagnie

Les rêves dans lesquels nous recevons la visite d'êtres chers défunts nous apportent la présence réconfortante de ceux qui maintenant attendent de nous accompagner dans un Au-delà bienveillant. Ces rêves diffèrent de celui du père de Tallulah, décrit dans l'introduction. Jerry a rêvé à sa femme et, à son réveil, a mieux apprécié leur vie commune. Cependant, il ne pensait pas qu'elle lui avait rendu visite. Rêver de la visite d'une personne donne au rêveur une sensation viscérale de la présence réelle de l'être cher décédé. Parfois, la personne mourante est éveillée lorsqu'elle aperçoit ceux qu'elle aime dans la pièce et leur tend les bras en souriant pour les accueillir.

Mon amie Kathy a veillé sur sa mère durant ses derniers jours. Au fil des ans, leur relation avait été instable, mais elles s'étaient rapprochées au moment où sa mère avait reçu un diagnostic de maladie d'Alzheimer. À la fin de la vie de sa mère, Kathy l'a aidée à s'installer dans un établissement de soins de longue durée et allait la voir presque tous les jours. Au cours de ses derniers jours, sa mère vivait de plus en plus de moments d'inconscience, sans manger ni réagir à qui que ce soit. Cela faisait des mois qu'elle ne reconnaissait plus personne de sa famille, incluant Kathy. Un après-midi, Kathy s'est trouvée seule avec elle. Elle lui parlait tout bas en espérant que sa mère trouve réconfortant le son de sa voix. Soudain sa mère a ouvert les yeux et s'est légèrement redressée. Kathy a eu l'impression qu'une lumière s'était allumée dans ses yeux.

> *Elle a eu un instant de clarté absolue. Elle a regardé par la fenêtre et a soulevé la tête en souriant. C'était tout à fait inhabituel de sa part de se tenir ainsi dans son lit. Son visage était rayonnant. Irradiant. J'ai dit : « Maman, que vois-tu ? » Et elle a répondu : « Oh, maman et papa viennent me chercher pour me ramener à la maison ! » Et son visage était étonnamment animé et éveillé. C'était tout simplement incroyable. Je savais que cela dépassait le plan matériel. Je sais que dans son esprit, pour elle ils étaient réels et j'y crois à fond. En somme, c'était un moment de grande affection.*

Après des années à sombrer peu à peu dans la noirceur et la confusion de la maladie d'Alzheimer, la mère de Kathy s'est soudainement éveillée, le regard perspicace, semblable à ce qu'elle avait toujours été, ce qui a grandement surpris Kathy. À cet instant, sa mère paraissait radieuse, resplendissante, heureuse, calme et prête à rentrer à la maison. Kathy a constaté que sa mère voyait des personnes qu'elle aimait et en qui elle avait confiance et qui l'aimaient aussi et l'attendaient. Elle a vu que sa mère se sentait protégée, encouragée et en sécurité. Sa mère n'a pu le lui communiquer, mais son expression en disait long. En ce moment-là, elle s'était retrouvée; ses yeux brillaient et elle avait à nouveau conscience de soi.

La mère de Kathy avait reçu en songe la visite d'êtres chers. Elle n'était pas éveillée au cours des heures qui ont précédé cet instant. Depuis plusieurs jours, elle émergeait de temps à autre d'un état d'inconscience embrouillé, puis y replongeait. Elle ne dormait pas vraiment non plus. À cet instant précis, elle était éveillée et réagissait à ce qu'elle voyait dans la pièce. Aux yeux de Kathy, pour sa mère de voir ses parents semblait moins un rêve qu'une visite de la part de personnes en qui elle avait confiance.

Aussi bien la famille que le personnel sont ébahis de constater combien les conversations avec des visiteurs décédés en rêve peuvent recentrer clairement l'esprit de la personne. Bien des gens qui n'ont pas prononcé un seul mot ni ouvert les yeux depuis des jours sourient tout à coup à pleines dents, se redressent dans leur lit et tendent les bras pour accueillir des êtres invisibles ou parler aux défunts qu'ils chérissent, le regard à nouveau clair et brillant.

Tous les employés de centres de soins de longue durée peuvent raconter un tas d'histoires sur ces étranges conversations unilatérales. Il leur arrive fréquemment d'entrer dans la chambre d'un patient qu'ils trouvent en train de parler avec des gens qu'eux-mêmes ne voient pas, ou simplement en train de les regarder. Certains patients verbalisent cette présence réaliste dans la pièce de personnes qu'ils aiment et qui leur livrent des messages d'amour et d'encouragement. Les visiteurs sont assis au bout du lit de la personne mourante, appuyés contre la porte, ou encore installés confortablement dans le fauteuil et sourient, tandis qu'elle est éveillée et discute avec des membres de sa famille. Certaines personnes ont de longs entretiens avec leurs visiteurs, alors que d'autres mentionnent nonchalamment que grand-maman est assise dans le fauteuil près de la fenêtre.

Les recherches indiquent que ces rêves de personnes décédées sont beaucoup plus courants que nous ne le croyions par le passé. L'éminente spécialiste des rêves Kelly Bulkeley et l'aumônière Patricia Bulkley rapportent que les personnes mourantes de toutes les cultures ont fait de tels rêves tout au long de l'histoire de l'humanité[29]. La dernière enquête effectuée au Center for Hospice and Palliative Care à Buffalo a révélé que 72 % des gens qui se souvenaient de leurs rêves avaient mentionné avoir rêvé d'une visite de la part d'êtres chers décédés[30]. Certains de ces rêves s'étaient produits quelques mois avant leur mort, et d'autres seulement un ou deux jours avant. À l'instar des rêves de préparation, les rêves de visite surviennent plus souvent et apportent une plus grande consolation à mesure que la mort approche.

Mary Anne Sanders a réuni plusieurs exemples parmi le personnel de centres d'hébergement et de soins de longue durée ayant été témoin de patients qui communiquaient avec des membres de leur famille dans la joie et l'acceptation :

- *Une pensionnaire (au centre d'hébergement) regardait en direction du plafond ; elle souriait et tendait la main, puis a dit : « Te voilà, je t'attendais. »*
- *L'oncle de mon mari, un pasteur, entendait les anges chanter. Il a dit : « Écoutez, ils chantent si bien. »*

29. Kelly BULKELEY et Patricia BULKLEY, *Dreaming Beyond Death*, p. 11.

30. Christopher W. KERR *et coll.*, « End-of-Life Dreams and Visions: A Longitudinal Study of Hospice Patients' Experiences », p. 9.

- *J'ai vu des patients fixer le vide, tendant les bras et appelant leur bien-aimé décédé*[31].

Durant mes premières années comme travailleuse sociale dans un hôpital, j'ai été témoin de tels moments assez souvent pour constater leur pouvoir sur le plan émotionnel. J'entrais dans la chambre d'hôpital d'une personne, confiante dans mon rôle professionnel, et je la voyais détourner de mauvaise grâce les yeux du plafond, de la fenêtre ou du fauteuil vide pour se concentrer sur moi, polie et distante, comme si je venais d'interrompre quelque chose qui m'échappait.

Je demandais parfois aux gens ce qu'ils voyaient, mais la plupart du temps ils se contentaient de sourire sans répondre. Pour eux j'étais une étrangère, quelqu'un qu'ils ne rencontreraient qu'une fois pour discuter d'un unique sujet : comment réintégrer leur foyer en toute sécurité. Je ne les connaissais pas, ni leurs visiteurs, et la plupart d'entre eux considéraient ces moments comme personnels. Je songeais à la fréquence de ces visites invisibles chaque jour à l'hôpital, soigneusement intercalées entre celles des divers membres du personnel hospitalier et que seuls les patients et ceux en qui ils avaient assez confiance pour en parler remarquaient.

Les rêves d'êtres chers décédés, comme à peu près tous les rêves, sont profondément liés à la vie et aux valeurs du rêveur. Les visiteurs sont porteurs d'un sens personnel qui dépasse le simple fait d'être des figures familières. Il s'agit plus fréquemment d'êtres aimés, porteurs d'une promesse de consolation quand ils étaient vivants, par exemple des

31. Mary Anne SANDERS, *Nearing Death Awareness*, p. 45.

parents, des conjoints ou d'anciens amis. Seule la personne mourante voit le visage familier de l'individu décédé depuis longtemps et lui tend les bras. Il arrive que les membres de la famille sentent une présence dans la chambre, mais la plupart du temps, ils se contentent de hocher la tête, émerveillés.

Les rêves d'êtres chers défunts comportent quatre caractéristiques : une vive sensation de réalité, une présence réconfortante, les conseils souvent prodigués et les questions qu'ils soulèvent à propos de l'Au-delà.

La sensation de réalité

Le pouvoir de ce type de rêve réside dans le fait que les rêveurs reconnaissent les personnages comme de réels visiteurs. Pour la plupart, ils ne s'éveillent pas en faisant remarquer : « J'ai rêvé à ma mère et me suis rappelé comme elle prenait bien soin de moi », mais disent plutôt : « Ma mère est venue me chercher ; ma mère m'attend. » Le rêveur a peut-être souvent rêvé de sa mère, mais dans ce cas précis le rêve n'agit plus comme une histoire livrant un message. Le rêve d'un être cher disparu est davantage comme un pont entre ce monde et le prochain où nous attendent des êtres aimés. C'est un puissant moment d'espoir, de confiance et de certitude.

La vive sensation de réalité objective dans les rêves de visite dépasse largement la clarté des autres types de rêves en fin de vie. Le capitaine de la marine marchande du chapitre 3 s'est éveillé d'un rêve clair dans lequel il voguait dans des eaux inconnues, qui lui a également rappelé sa force et sa confiance en un pouvoir qui lui était supérieur. Ce rêve important l'a amené à accepter sa mort et les images l'ont apaisé. Toutefois, il était conscient que c'était un rêve. Son rêve a été puissant parce que les images lui ont fait reprendre conscience de sa force.

Les visites nous bouleversent et nous forcent à admettre que la personne qui rêve est en présence de quelqu'un d'autre. Mon amie Kathy a vu sa mère se soulever dans son lit et appeler ses parents durant ses derniers jours. Sa joie était si intense que Kathy savait que ce devait être réel. Elle m'a confié : « Je sais que dans son esprit c'était vrai pour elle et j'y crois parfaitement. » Cette impression que la visite était réelle, plus qu'un songe ou un souvenir, a énormément soulagé et réconforté Kathy. La réalité de la présence de ses grands-parents a donné un sens nouveau aux derniers jours de sa mère, vécus plus paisiblement.

Certaines personnes, par exemple Jay Libby qui est aumônier dans un hôpital de Boston, hésitent à parler de rêves puisque les clients décrivent les visites comme un quelconque événement de la vie éveillée, aussi objectivement réelles que les visites qu'ils reçoivent de leurs amis vivants. Suffisamment de gens ont vu des visiteurs à l'état de veille, l'esprit clair, pour que paraisse insensée l'idée qu'il ne s'agisse « que d'un rêve ». Ils savent qu'ils n'ont pas rêvé.

Les chercheurs du Center for Hospice and Palliative Care ont découvert que 45 % de ces visites sont en fait apparues dans des rêves détaillés alors que seulement 15 % des participants ont affirmé avoir été éveillés au moment de la visite. Un autre 40 % des participants ont eu plus d'une expérience de visite, certains alors qu'ils étaient éveillés, d'autres alors qu'ils dormaient[32]. Fait encore plus intrigant, quelques rêves ont été assez percutants pour franchir la frontière entre le sommeil et l'état de veille. Comme l'ont remarqué les chercheurs, « Les rêves précédant la mort étaient fréquemment si intenses qu'ils se transposaient dans la vie éveillée et le mourant en faisait souvent l'expérience comme si c'était la réalité[33]. »

Ils étaient éveillés. Ils étaient endormis. Ils étaient éveillés. Pour bien des gens, il n'est pas important de savoir si les visites ont eu lieu en rêve ou à l'état de veille. Jay Libby s'est aperçu que certaines personnes ayant fait mention de tels rêves ne font pas la distinction. Ce qui importait, c'était que quelqu'un leur avait rendu visite.

Cette impression de réel pousse certaines personnes vers une quête spirituelle. Jay Libby estime que la moitié des gens qui lui ont été référés étaient des patients de l'hôpital qui avaient besoin d'aide pour comprendre un rêve dans lequel ils avaient reçu une visite. Chez les gens qui ne croient pas possible qu'un être aimé disparu puisse revenir, ce type de rêve peut aussi apporter de la confusion parallèlement au bien-être, ce qui les amène à se poser des questions d'un point de vue spirituel. Certains craignent d'évoquer ces visites avec leur famille dont les membres eux-mêmes ne comprennent pas qu'un tel phénomène soit possible. Ils demandent à Jay Libby si leur maladie n'affecterait pas leur cerveau et s'ils n'auraient pas perdu, en plus de leur santé physique, leurs capacités mentales. La plupart recherchent sa permission pour accepter les bienfaits de ces visites.

32. Christopher W. KERR *et coll.*, « End-of-Life Dreams and Visions: A Longitudinal Study of Hospice Patients' Experiences », p. 10.

33. *Ibid.*

Jay Libby aide les gens à voir leurs rêves de visite comme une expérience réelle ayant un effet réel sur leur vie. Puis il leur cède la place en les invitant à y trouver un sens par eux-mêmes. Ces rêves deviennent le point de départ de conversations plus générales sur la vie et la mort, leurs attentes, leurs espoirs ou leurs peurs devant l'avenir.

Depuis toujours les praticiens en médecine occidentale ont perçu les rêves de visite comme des hallucinations provoquées par les médicaments, la maladie comme telle ou un manque d'oxygène causant des ratés au cerveau. Par contre, les recherches récentes ont démontré qu'il y avait une nette distinction entre les hallucinations et les rêves de visite[34]. Dans la plupart des cas, les hallucinations n'ont pas de sens ; leurs images n'ont pas de lien émotionnel avec la vie. Les personnes voient des insectes qui rampent sur les murs et de petits animaux ou de jeunes enfants courant aveuglément dans la pièce sans aucune interaction. Les hallucinations n'offrent pas de réconfort ; elles créent de la confusion et du désarroi chez l'individu qui en fait l'expérience et qui, en conséquence, se sent moins sûr de lui et trouve plus effrayant encore le monde qui l'entoure. Dans de tels cas, la médication peut être une solution pour les réduire.

À l'opposé, les rêves de visite débordent de sens. Les visiteurs sont des personnes familières et souvent très chères pour le mourant. Dans l'enquête du Center for Hospice and Palliative Care, près de la moitié des visiteurs de tels rêves étaient des membres proches de la famille, déjà décédés. Un autre 17 % étaient des membres proches de la famille,

34. Sue BRAYNE, Chris FARNHAM et Peter FENWICK, « Deathbed Phenomena and Their Effect on a Palliative Care Team: A Pilot Study », *American Journal of Hospice and Palliative Care*, nº 23, 2016, p. 17-24, http://ajh.saagepub.com/contents/23/1/17. Consulté le 11 octobre 2012.

toujours vivants, mais non présents[35]. Comme le décrit Michele Chaban, ces visiteurs sont des « personnes qu'ils ont aimées. Tout le monde ayant fait partie de leur vie commençait soudain à se présenter comme des personnes avec qui ils entretenaient un lien. Le rêve était très rarement axé sur la peur ou la terreur. »

Une présence réconfortante

Les visiteurs de ce type de rêve veillent sur la personne mourante et la consolent par leur simple présence. Ils sont accueillants, sourient et attendent patiemment. Ils inspirent un calme et une paix remarquables. Leur seule présence atténue l'angoisse et la peine des rêveurs et leur apporte l'assurance qu'ils ne sont pas laissés à eux-mêmes, comme dans le cas de la mère de Kathy qui tendait les bras vers ses parents. Elle voyait quelque chose qui, à tout le moins, lui rappelait une époque où on l'embrassait et la chérissait. Mais dans son cœur, Kathy savait que l'expérience de sa mère était plus profonde. Les visiteurs de sa mère lui disaient qu'ils l'embrassaient et la chérissaient en ce moment même où elle avait le plus besoin de cet apaisement.

Les rêves de visite sont extrêmement personnels et significatifs. Les personnes mourantes ne reçoivent pas la visite de défunts étrangers qui ne s'intéressent pas à elles. Elles voient des gens qu'elles connaissent, aiment et leur inspirent confiance. Cet accueil bienveillant imprègne si fortement l'expérience que certains professionnels de centres de soins terminaux le recherchent particulièrement pour

35. Christopher W. KERR *et coll.*, « End-of-Life Dreams and Visions: A Longitudinal Study of Hospice Patients' Experiences », p. 7.

s'assurer qu'il s'agit bel et bien d'un rêve de visite. Fiona Martins, l'infirmière en soins palliatifs de Toronto, fait la distinction entre un rêve de visite et une hallucination causée par les médicaments grâce à cette présence bienveillante et chargée de sens. Quand un de ses patients voit quelqu'un qui ne lui est pas familier, n'est pas aimable ni accueillant, Fiona Martins en conclut qu'il hallucine.

Je crois que cet amour débordant et cette attention sont une facette remarquable de ce type de rêves. Non seulement les visiteurs se présentent tels qu'ils sont, mais paraissent être au mieux sans leurs vieilles habitudes et angoisses et ouverts émotionnellement. Ils ne sont pas souffrants, même s'ils sont morts dans la souffrance. Ils ne souffrent pas et semblent très bien savoir où ils se trouvent. Ils n'ont pas besoin d'aide de la part de la personne mourante et à ses yeux ne souffrent pas de solitude et ne semblent pas pressés de s'en aller. Cette peine qu'ils se sont donnée pour venir ne les dérange ni ne les irrite. Quoi qu'il se soit produit dans leur vie, ils n'entretiennent plus de ressentiment. Ils ne sont pas là pour faire revivre à la personne mourante d'anciennes disputes ou difficultés du temps où ils étaient vivants, pas plus qu'ils ne se réjouissent de leur meilleure connaissance de ce qui attend la personne en fin de vie. Les mourants ne voient pas de vieux ennemis qui rôdent, souhaitant poursuivre d'anciennes disputes dans le vaste Au-delà. S'il arrive qu'ils en voient, souvent c'est qu'ils viennent s'excuser et offrir leur secours.

Comme me l'a affirmé l'un des chercheurs, en fin de vie ces expériences tournent autour de l'unique force vive qu'est l'amour. L'amour dans sa forme la plus pure, la plus sincère nous accueille et nous invite dans l'autre monde dans la paix.

Des conseils attentionnés

En plus d'apporter une présence bienveillante, presque tous les visiteurs de ce type de rêves partagent un but commun. Ils viennent expressément pour accompagner la personne mourante dans l'autre monde. Dans un langage et par des gestes qu'elle peut aisément comprendre, les visiteurs démontrent clairement qu'ils sont là uniquement dans l'intérêt de la personne en fin de vie. Ils sont heureux de la retrouver de nouveau à la maison, ou dans la lumière, au ciel, au seuil des portes d'or, sur le pont, de l'autre côté de la fenêtre, dans un train ou un avion. Les images de transition peuvent varier, mais les guides, que ce soit des anges, des membres de la famille, Jésus ou Bouddha, sont présents pour offrir leur assistance.

Dans les années 1960 et 1970, Karlis Osis et Erlendur Haraldsson ont mené une enquête auprès de médecins et d'infirmières dans deux cultures considérablement divergentes – les États-Unis d'Amérique et l'Inde – sur leurs expériences avec les personnes en fin de vie. Il en est ressorti que la majorité des « apparitions » visuelles à l'état de veille de personnes décédées ou de figures religieuses évoquaient clairement l'aide à passer dans l'autre monde :

> Il semble que dans la plupart des cas, l'apparition a pour mission de conduire le patient dans l'Au-delà (...) la présence de ces visiteurs (personnes décédées ou figures religieuses) a manifestement pour

> but d'aider le sujet à passer d'un mode d'existence à un autre. Si [les visiteurs] ont la mission d'« emporter » le patient dans l'Au-delà, il ne pourra s'agir (c'est évident !) que de parents décédés[36].

Il arrive que les gens négocient le moment du départ. Le rêveur s'exclame en soupirant : « Il me dit que ce n'est pas mon heure. Pourquoi ne puis-je pas partir tout de suite ? » Parfois, le rêveur panique et s'écrie vivement : « Je ne suis pas prêt ! » Pour quelques sujets de l'enquête de Karlis Osis et d'Erlendur Haraldsson, le rêve de visite a été déplaisant, ces êtres ne pouvant qu'être le signe de leur mort imminente. Alors que tous n'étaient pas prêts à partir avec leurs visiteurs, tous croyaient qu'ils étaient bien réels et venaient pour mieux les guider pour la suite[37].

L'étude du Center for Hospice and Palliative Care incluait le compte rendu d'une dame, Barbara, qui avait rêvé de son défunt père et de feu ses trois frères environ un mois avant de mourir. Elle a dit qu'ils l'étreignaient et « l'accueillaient dans le monde des morts[38] ». Un autre sondage rapporte le songe d'une dame nommée Ruth qui, en premier lieu, s'est vue empêchée d'avancer pour ensuite voir son père défunt lui ouvrir la voie :

> *J'ai vu mes parents se tenant par la main. J'avais très envie de les rejoindre, mais mon père avait construit une sorte de champ de forces pour me tenir à l'écart. Il m'a dit avec un*

36. Karlis OSIS et Erlendur HARALDSSON, *Ce qu'ils ont vu… au seuil de la mort*, Paris, France Loisirs, 1984, p. 59-60.

37. *Ibid.*, p. 91.

38. Christopher W. KERR *et coll.*, « End-of-Life Dreams and Visions: A Longitudinal Study of Hospice Patients' Experiences », p. 20.

air très sévère : « Pas maintenant, Ruth ! » Son père est revenu dans son dernier rêve : « Je me voyais en train de tourner en rond dans un lieu quelconque que je ne connais pas. Mon père est arrivé, m'a vue et m'a emmenée. J'ignore où nous allions, mais j'étais heureuse d'être avec lui[39]. »

Les visites dans les rêves et l'autre monde

Les rêves de visite d'êtres chers défunts nous parlent indirectement d'un Au-delà. Même si les visiteurs ne suggèrent jamais cet Au-delà, leur simple présence indique la possibilité d'une vie qui se poursuit. Leur présence est un puissant message selon lequel ils continuent d'exister après leur mort physique. Avant même qu'un message soit livré, avant même qu'une conversation soit amorcée, leur présence évoque une continuité de la vie au-delà du corps puisqu'ils sont bel et bien là, sains et saufs. Comme L. Stafford, professeur à la California State University, le raconte :

> Habituellement, ces esprits apportent du réconfort et une sorte d'émerveillement, pas seulement à la personne mourante, mais aussi à sa famille (…) Ils « spiritualisent » la mort. Ils suggèrent à tous les intéressés que ce monde n'est pas unique, mais qu'un monde « spirituel » attend les mourants[40].

La possibilité de cet Au-delà entrevu a une résonance plus vive quand les visiteurs sont des membres de la famille proches dont la personne mourante ignore le décès. Jay Libby,

39. Mark WELMAN, *Death and Gnosis*, appendices A et B.

40. Lewis Stafford BETTY, « Are They Hallucinations or Are They Real ? The Spirituality of Death Bed and Near-Death Visions », *Omega*, n° 53, nov. 2006, p. 37-38.

l'aumônier d'un hôpital de Boston, a récemment été témoin d'une telle situation. Les enfants maintenant adultes d'une dame mourante ont fait appel à lui pour les aider à prendre une décision importante au sujet de leur mère qui s'éteignait tranquillement dans cet hôpital. Leur mère n'avait plus que quelques jours à vivre et passait de la conscience à l'inconscience, incapable de communiquer avec eux. Sans qu'elle le sache, l'une de ses enfants était décédée la veille dans un terrible accident et les frères et sœurs discutaient entre eux dans une salle réservée aux familles pour décider s'ils devaient ou non l'annoncer à leur mère. Ils craignaient que cette nouvelle ne la bouleverse et ne précipite sa mort, mais ils se sentaient aussi mal à l'aise de lui cacher une information aussi importante.

Au milieu des débats, l'un des frères s'est adressé à Jay Libby : « Il s'est produit un truc étrange hier. Maman a comme émergé de son sommeil. Elle était étendue là et voilà qu'elle s'est exclamée : "Je vois mon père ; je vois ma mère et votre père est ici, et oh ! je vois votre sœur aussi." »

« C'est intéressant, a dit Jay Libby. Tous ces gens sont morts depuis longtemps et maintenant elle ajoute votre sœur à cette liste. Qu'est-ce que cela signifie, d'après vous ? » Le fils a répondu : « Elle sait peut-être déjà que notre sœur est partie ; notre sœur est peut-être revenue pour l'accompagner en cours de route. »

La famille s'est sentie soulagée d'un énorme fardeau. Il n'était plus nécessaire d'annoncer l'accident et le décès de leur sœur à leur mère puisque d'une certaine manière elle était déjà au courant. De plus, dans son rêve, sa fille était en sécurité. La façon dont elle l'avait appris n'avait pas d'importance pour eux, mais Jay Libby n'a pas oublié le frisson momentané provoqué par ce mystère inattendu. Il se demande encore comment cette femme a pu voir sa fille à son chevet.

J'ai entendu plusieurs récits similaires de la part de travailleurs en centres de soins palliatifs partout au pays. Il arrive parfois qu'une famille doive affronter simultanément deux tragédies. Les membres de la famille qui survivent s'efforcent alors de trouver les bons mots. Doivent-ils révéler à leur proche en phase terminale qu'un être cher vient de perdre la vie ? Doivent-ils le lui cacher en espérant qu'elle ne leur demande pas pourquoi cette personne ne vient plus lui rendre visite ? Tout le monde touché par une telle situation sait qu'il n'y a pas une seule bonne réponse à ces questions.

Quand la personne mourante semble avoir appris cette nouvelle sans que personne la lui ait dévoilée, les membres de la famille peuvent réagir différemment. Certains interprètent l'apparition comme une preuve que la vie continue et se sentent tout aussi réconfortés que la personne mourante. D'autres persistent à trouver une explication acceptable. Ils croient que la personne en fin de vie les a peut-être entendues, par hasard, parler depuis le couloir ou le haut de l'escalier. Peut-être a-t-elle simplement perçu la tension dans la famille et a tiré sa propre conclusion.

Peu importe la manière dont ils se manifestent, ces rêves de visite procurent une sorte de paix. Comme la mère dans l'histoire de Jay Libby, les rêveurs s'éveillent et déclarent à leur famille réunie qu'ils ont vu un fils, une fille, leur mari ou leur femme, un frère ou une sœur, ou encore une tante bien-aimée et qu'ils savent que cela signifie que cette personne n'est plus vivante. Généralement, ces rêves ne les attristent pas. Les rêveurs savent que leur proche est mort, mais ils savent aussi qu'il existe encore, hors de danger, désormais présent dans la pièce sous son aspect habituel, et les attend.

Les rêves de visite peuvent provoquer une transformation du bien-être émotionnel de la personne mourante, un peu comme les rêves de préparation du chapitre 3. Par leur apparence calme, les visiteurs de ces rêves laissent entendre que le lieu d'où ils viennent – là où ils attendent de conduire la personne mourante – est paisible, accueillant et sûr. Sur le plan émotionnel, l'intensité de l'expérience se fait sentir bien plus longtemps que les autres types de rêves, ce qui aide les rêveurs à affronter la mort de manière plus positive. Ces visiteurs offrent un aperçu du mystère d'une vie après cette vie.

La personne en fin de vie trouve un apaisement dans les rêves de visite. En conséquence, cela atténue également le trouble émotionnel des membres de sa famille et des amis près d'elle. Rien n'est plus atroce que de voir un être aimé mourir dans la peur ou la détresse. Quand nous n'y pouvons rien, que nous ne pouvons alléger leur souffrance, quand nos propos rassurants ont peu d'effet, les visiteurs des rêves, grâce à leur seule présence, offrent à tous un réconfort bienveillant.

Les visites dans les rêves apaisent la peine

La famille qu'a rencontrée Jay Libby à l'hôpital a été réconfortée par le rêve qu'a fait leur mère de leur sœur. Leur mère ayant reconnu leur sœur, ils ont eu l'assurance que tout irait bien pour elles, même après la mort. Quand un rêveur raconte à sa famille un rêve dans lequel il reçoit une visite, souvent ce rêve s'intègre à l'histoire familiale et ses effets bénéfiques durent des années. Ces moments d'appréciation apaisent les craintes et la culpabilité qui accompagnent le deuil – la crainte de ne pas en avoir fait assez, la culpabilité de continuer à vivre quand un être aimé meurt et notre désir de le voir à nouveau bien portant et en paix.

Il est apaisant de savoir que la personne que nous aimons se sent rassurée, soutenue et remplie d'espoir à ses derniers instants de vie, peu importe nos croyances sur l'Au-delà. Ces rêves de visite procurent paix et soulagement même à ceux qui croient qu'il n'y a rien après la vie et que la mort marque la fin aussi bien de l'âme que du corps d'une personne. Même s'ils ont conscience que ces apparitions en rêve ne peuvent être de véritables visites, si le songe réconforte le mourant, tout son entourage sera également réconforté. Les membres de la famille sont heureux de voir s'atténuer les souffrances de la personne qu'ils aiment. La vie qui s'interrompt dans un être vivant constitue un grand moment et si ces derniers instants peuvent se vivre dans la paix et la tranquillité, la famille aussi souffre moins. Tous constatent que la personne aimée n'est plus aussi effrayée. Une mort paisible est un cadeau pour tous ceux qui ont un lien avec la personne mourante.

Ceux qui croient en un Au-delà peuvent recevoir un message d'espoir profond en voyant l'être qui leur est cher tendre les bras, dans les derniers jours de sa vie, vers un visiteur invisible, mais bienvenu. Comme Kathy avec sa mère, ils se trouvent en présence d'un mystère plus grand que leur vie. La personne qu'ils aiment devient un pont menant à un monde qu'ils ne peuvent eux-mêmes visiter, rempli de gens qu'ils ont eux aussi bien hâte de voir. Le rêveur n'est plus réduit à un pauvre corps souffrant, mais devient un pionnier spirituel, quelqu'un qui a vu une terre lointaine, capable d'en témoigner. Tout le monde – la famille, les amis et les fournisseurs de soins – qui a le privilège d'entendre raconter un rêve d'une visite peut le recevoir comme un cadeau. Ces rêves sont porteurs d'espoir quant à leur propre fin éventuelle.

C'est le rêveur qui donne un sens à l'Au-delà

Les personnes affligées d'une maladie entraînant la mort engagent parfois des discussions à propos de l'Au-delà avec leurs soignants. Elles veulent connaître leurs opinions sur la mort et la spiritualité. Leurs questions ne sont pas indiscrètes, mais servent à amorcer des conversations que la plupart d'entre elles trouvent trop risquées avec d'autres individus. C'est comme si elles voulaient tâter le terrain pour voir si leur interlocuteur est capable d'aborder facilement de tels sujets.

Mais comment réagir ? La plupart des pourvoyeurs de soins professionnels évitent de répondre par crainte de mettre fin à la conversation avant même qu'elle commence. Fiona Martins, l'infirmière en soins palliatifs de Toronto, comprend le besoin sous-jacent d'avoir une véritable conversation humaine. À l'occasion, elle dévoile donc ses propres croyances spirituelles afin d'encourager ses patients à se livrer à elle. Ses patients et leur famille aiment qu'elle les amène à explorer leurs croyances. Ils ne veulent pas nécessairement entendre les opinions d'une autre personne, mais cette conversation peut les aider à explorer les leurs. C'est à eux de donner un sens à cette présence d'un parent défunt dans leur chambre.

Jay Libby constate que les gens lui demandent moins ce que signifient ces rêves de visite qu'ils ne sollicitent une permission explorer leur sens par eux-mêmes, une fois qu'on leur a assuré que cette expérience était réelle. Il réagit à leur expérience avec une franche ouverture : « Je leur dis qu'il ne s'agit pas d'un phénomène rare, mais que nous ne savons trop ce que c'est. Je les invite à m'en dire davantage sur leur expérience, ce qui alimente la conversation et provoque d'autres confidences. »

Jay Libby rassure les rêveurs et les encourage à donner un sens à leur expérience à partir de leurs croyances personnelles. Comme la majorité des personnes œuvrant en soins terminaux, son travail consiste moins à découvrir si le rêve est objectivement réel qu'à comprendre comment le rêveur interprète son rêve. Il pose les questions suivantes : « À quoi cela vous a-t-il fait penser ? », « Comment vous êtes-vous senti ? », « Qu'en pensez-vous maintenant ? » Ces rêves lui permettent d'amorcer plus aisément des entretiens pour connaître les opinions du rêveur sur la foi, la vie et la mort.

Il existe une barrière entre notre vie physique et — le cas échéant — ce qui lui succède. Certains l'ont appelée « le voile entre les mondes » ; d'autres décrivent une rivière qui, une fois franchie, ne peut être traversée à nouveau. Les religions parlent du ciel, du paradis, de l'enfer, d'un retour à la Terre mère, de karma et de réincarnation, d'éveil et de néant.

Les anciens Égyptiens, reconnus pour leurs rites funéraires complexes, ont bâti d'immenses pyramides pour servir de tombeaux à leurs pharaons. Ils ont inventé les pratiques d'embaumement et de momification, et sur les murs des tombeaux ils ont gravé de ferventes prières ainsi que des formules protectrices afin de guider les défunts jusque dans l'Au-delà. Ces prières et formules ont finalement constitué le *Livre des morts des Anciens Égyptiens*. Toutefois, les questions demeuraient encore à propos de ce qu'il advient après cette vie. Sur la tombe du pharaon Antef II, qui a gouverné l'Égypte vers l'an 2000 avant notre ère, un poète a inscrit un bref poème sur l'une des parois. Il reconnaît toutes les prières et les visions de l'autre vie, mais conserve quand même quelques doutes. Voici ce qu'il a écrit :

> Personne ne revient ici
> Parler de son état
> Confier ses besoins
> Afin de calmer nos cœurs
> Jusqu'à ce que nous allions là où ils sont allés[41].

Quatre mille ans plus tard, nous n'en savons pas plus sur l'Au-delà. Nous devinons, nous croyons, nous espérons (et doutons), mais nous ne savons pas, du moins avec certitude. Ce qui arrive après la mort reste, comme à cette époque reculée et depuis toujours, une question de croyances.

Pour chacun de nous viendra un jour ce moment de prise de conscience : nous ne pouvons savoir avec certitude ce qui nous attend et ne pouvons que compter sur nos croyances à ce sujet. Par mon travail en centres de soins terminaux, j'ai appris que nous nous posons tous des questions. Les personnes entretenant de fermes croyances et d'autres qui sont à peu près certaines qu'il ne se passe rien après la mort ont toutes des moments de réflexion à mesure qu'approche la fin de la vie et je suis sûre que je ne ferai pas exception.

41. Miriam LICHTHEIM, *Ancient Egyptian Literature: A Book of Readings Volume I: The Old and Middle Kingdoms*, Berkeley, University of California Press, 1975, p. 196. [N.d.T. : Traduction libre]

Nous connaissons la terre ; nous connaissons notre corps, mais cet aspect nous échappe totalement. Nous n'avons jamais fait une expérience de la mort à partir de laquelle tirer des conclusions et devons donc aborder cet instant dans une ignorance qui nous fait frémir.

Si à un certain moment une personne en fin de vie fait un rêve dans lequel un être cher vient l'apaiser et la guider, il n'y a pas lieu de chasser un tel songe. Ces rêves apportent une rare touche de grâce au bout d'un long parcours ardu et peuvent transformer la mort d'une personne. Cet instant redouté marqué par la peur peut maintenant inclure une joie, une paix, un émerveillement, un mystère et une grâce inattendus. Les rêves de visite nous offrent un moyen de nous engager doucement dans le mystère de la vie et de la mort. En accueillant dans notre vie consciente la présence de nos défunts, nous avançons petit à petit vers l'inconnu pour confronter quelque chose qui échappe à notre compréhension.

Quand les gens tendent leurs bras grands ouverts en direction de visiteurs invisibles en souriant, l'instant de la mort devient sacré. Lorsqu'ils racontent ces rêves aux membres de leur famille en qui ils ont confiance, cela donne lieu à des entretiens sur ces mystères et leurs véritables croyances. Certains parents voient se ranimer leurs propres croyances spirituelles, alors que d'autres seront portés à remettre les leurs en question. Ces rêves véhiculeront peut-être un apaisement émotionnel et une paix bienvenue chez ceux qui n'entretiennent pas de croyances particulières. Ils peuvent aussi faire grandir chez les fervents croyants la confiance en la possibilité de l'existence d'autre chose au-delà du règne physique. Au fil des années, les familles se rassemblent et se remémorent ces moments douloureux où ils ont vu s'éteindre une personne aimée, mais ils se rappellent aussi les instants où une joie et une paix irradiantes ont percé leur deuil et les ont réunis dans une affectueuse étreinte.

Kathy savait qu'elle avait été témoin d'un phénomène à la fois extraordinaire et profondément émouvant. Pour elle, ce moment a confirmé le lien intime qu'elle ressentait avec sa mère et l'a amenée à oublier plus facilement leurs nombreuses difficultés. Elle avait l'impression que les visiteurs avaient été un bienfait autant pour elle que pour sa mère, et ce rêve demeure pour elle un signe que la vie dépasse largement ce que les humains ont imaginé. Quelque chose — et quelqu'un — nous attend tous.

Résumé du chapitre

Les rêves de visite sont extrêmement personnels et la plupart du temps font naître de fortes émotions d'amour et de bienveillance. Les visiteurs semblent objectivement réels, annonçant souvent à la personne en fin de vie des nouvelles qu'elle n'aurait pu apprendre autrement. Presque tous les visiteurs de ce type de rêves sont de bons guides rassurants et accompagnent le mourant vers ce qui l'attend. Ceux qui ont la chance de recevoir des visiteurs en rêve ou d'être témoins d'un rêve de visite constatent souvent que cette expérience consolide leurs croyances personnelles. Beaucoup d'entre eux sont émus et accueillent leurs visiteurs avec gratitude et un profond sentiment de paix. Les rêves de visite évoquent en douceur (sinon indirectement) un Au-delà ; ils engendrent de nouveaux espoirs et nous rassurent sur ce qui peut advenir après la mort.

Parlons de rêves

- Qu'est-ce qui vous touche le plus dans les rêves de visite ?
- Une personne que vous aimez vous a-t-elle déjà raconté un rêve de visite ? Comment avez-vous réagi ?
- Qui aimeriez-vous voir à la toute fin de votre vie ? Qu'aimeriez-vous entendre de leur part ?

Chapitre 5

Les rêves de la communauté

À bien des égards, la mort est un événement collectif. Nous sommes liés les uns aux autres par l'amour, la responsabilité, les obligations et l'amitié, aussi bien quand nous sommes ensemble qu'en pensées dans notre cœur et notre esprit quand nous sommes séparés. Toute vie est étroitement tissée à l'univers émotionnel de tout notre entourage ; c'est ce qui nous rattache à ce lieu et à ces gens précis.

En raison de tous ces liens, les personnes malades ne sont pas seules à rêver à la fin de leur vie. Quand la vie d'une personne s'achève, quiconque a des liens avec elle, peu importe que la relation soit précaire ou éloignée, peut être touché par cette mort. Les membres de la famille, les fournisseurs de soins, les êtres chers, les amis, les collègues, les parents éloignés – quiconque connaît et aime la personne mourante – rêveront aussi. Tous peuvent puiser dans les rêves pour mieux accepter la mort, composer avec les bouleversements émotionnels qu'elle soulève et trouver un sens à cette perte. Les rêves d'une mort imminente pour l'entourage de la personne en fin de vie sont soit réconfortants, soit éprouvants, mais au bout du compte tous finissent par aider le rêveur à se préparer à vivre sa peine et son deuil.

Les rêves à l'approche de la mort ne sont pas tous similaires et ne soulèvent pas les mêmes émotions. Ils sont une expression personnelle de la relation du rêveur avec la personne en fin de vie et de sa vision de la mort. Certains de ces rêves sont cauchemardesques et contiennent des images de destruction et des situations menaçantes. D'autres montrent une image d'une telle douceur que le rêveur ressent un grand calme au réveil. Il n'existe pas de rêve universel pour les gens liés à une personne mourante, pas plus qu'il n'existe une façon universelle d'aimer cette personne.

Les rêves que font les parents et amis d'une personne en fin de vie semblent répondre au même besoin que tous les autres types de rêves : aider le rêveur dans sa vie. Certains rêves viennent nous avertir clairement qu'il reste peu de temps. Dans d'autres, les membres de la famille vivent la peine qu'ils ne peuvent exprimer ouvertement devant la personne qu'ils aiment; les amis et la famille s'exercent à dire au revoir et à lâcher prise. En partageant leurs rêves, les gens renforcent leur amitié, ce qui leur permet de pleurer ensemble leur perte.

Des avertissements clairs

La vie, à son dernier stade comme à toute période, nous pose de nombreuses questions et nous mène sur plusieurs trajectoires sinueuses. Ainsi, les signes physiques de la mort qui approche ne sont pas toujours évidents. Les médecins et les infirmières hésitent à prédire la durée de vie du corps des patients. Ils ont tous été témoins de guérisons inexplicables, quand ce qui ressemblait aux derniers instants de la vie ne s'avérait en fin de compte qu'un léger recul temporaire. Ils ont vu des êtres humains déployer une énorme volonté aux dernières heures de leur vie pour attendre que tous leurs enfants soient réunis.

Il arrive que la situation s'améliore. La fièvre diminue, le cancer ne progresse plus, la douleur s'atténue, la respiration s'approfondit et se calme. Ce qui s'apparentait à une maladie menaçant la survie se règle grâce aux antibiotiques ou à un nouveau traitement respiratoire, et tous soupirent de soulagement. Comment auraient-ils pu soupçonner qu'autre chose clochait ?

Cette incertitude nous incite à ne pas tenir compte des indices d'une mort qui approche rapidement. Bien des gens — dont moi-même — préfèrent ne pas voir les signes que la personne qu'ils aiment est sur le point de mourir. Même si j'ai souvent assisté des personnes en pareilles circonstances, quand mon propre père en était au dernier stade de sa vie, j'avais peine à le croire. J'ai mis mes craintes de côté et, comme les autres, j'ai espéré que son état s'améliore et qu'il s'en tire.

Les rêves nous fournissent souvent d'autres idées. Dans nos rêves, nous semblons mieux avisés. Ceux-ci nous avertissent clairement que le temps file. Ils nous rappellent que la fin d'une affaire monumentale est sur le point d'arriver et que nous devons y prêter attention. Ces rêves peuvent susciter des visites et des appels téléphoniques. Des amis rêvent qu'ils disent adieu à un être cher et s'éveillent avec la conviction de devoir lui rendre visite. Leur rêve leur a donné l'élan dont ils avaient besoin pour reprendre contact et faire leurs adieux avant qu'il soit trop tard.

Ces avertissements rêvés donnent une autre chance aux parents et aux amis de profiter du peu de temps qui reste.

Encore leur reste-t-il à surmonter le défi redoutable d'avoir un entretien franc l'un avec l'autre, mais l'avertissement leur a fait le cadeau du temps ainsi que d'un nouveau moyen d'entrer en communication.

Nicole Gratton et Monique Séguin relatent l'histoire de Marielle, une dame frêle de 90 ans qui vivait dans un établissement de soins de longue durée, et de sa plus jeune fille, Danielle, qui, à 50 ans, était rapidement en train de succomber à un cancer[42]. Les autres enfants de la famille, aussi d'âge adulte, hésitaient à annoncer à Marielle que sa benjamine était également malade. Ils ne voulaient pas ébranler leur mère, mais trouvaient qu'elle avait le droit de savoir ce qui se passait. Quand ils se sont enfin présentés à sa porte, Marielle les a tous surpris en s'exclamant : « Vous êtes venus me dire que Danielle ne va pas bien. » Elle a dit qu'elle était au courant parce que la veille elle avait rêvé que sa benjamine montait des marches et qu'il y avait une porte jaune. Marielle a immédiatement compris le langage symbolique de son rêve et a capté l'urgence de son message. Elle a insisté pour que sa famille l'aide à aller voir sa fille une dernière fois.

Grâce à son rêve, Marielle a pu facilement parler de la mort de Danielle avec les membres de sa famille qui ont pu lui accorder un dernier moment avec sa fille. Avec leur assistance, elle a été capable de se rendre au centre de soins palliatifs où Danielle était alitée, dans le coma. Marielle s'est penchée et lui a raconté son rêve tout bas : « *J'ouvre une porte jaune et je te vois monter les escaliers. J'ai passé la nuit avec toi, mon bébé.* » Une larme a coulé sur la joue de Danielle et toute la famille a fondu en larmes.

42. Nicole GRATTON et Monique SÉGUIN, *Les rêves en fin de vie*, p. 76-77.

Le rêve de Marielle, avec cette simple image d'une porte jaune qui s'ouvre, l'a aidée à comprendre et à accepter le décès imminent de sa fille mieux que ses enfants n'auraient pu le faire lors d'une visite. Grâce à son rêve, elle a livré un ultime message, important et affectueux, à sa fille, et sa famille s'est rapprochée. Il lui a aussi permis de laisser partir sa benjamine. Toute la famille a ainsi bénéficié du temps qui restait pour faire ses adieux plutôt qu'à se demander s'il fallait ou non annoncer cette nouvelle à Marielle.

Les rêves de deuil qui nous touchent le plus durement sont ceux qui nous obligent à reconnaître nos propres limites. Nous réalisons parfois en rêve ce fantasme, que beaucoup entretiennent à l'état de veille, d'avoir trouvé le traitement miracle et, par notre seule volonté, de l'offrir juste à temps à l'être chéri. Toutefois, à mesure que la vie s'achève, nos rêves peuvent nous amener à mieux accepter notre incapacité de guérir la personne que nous aimons. Dans nos songes, la cure miracle arrive trop tard, nous sommes pris dans un embouteillage, l'ascenseur s'arrête et nous sommes enfermés, impuissants, obligés de refaire nos adieux.

Il peut être difficile de comprendre pourquoi, à un moment où notre vie éveillée est marquée par une perte si grande, nos rêves sont remplis d'images d'impuissance et de deuil. Ces rêves nous invitent à reconnaître peu à peu nos limites. Comme s'ils nous soumettaient à une sorte de programme de désensibilisation en nous exposant petit à petit à une dure réalité, en nous laissant le temps de nous habituer à ce qui nous paraissait auparavant inimaginable et intolérable. Nous perdons le médicament, puis nous nous éveillons. Nous échouons à sauver la personne, puis nous nous éveillons. Nous la regardons tomber, puis nous nous éveillons encore une fois. Chaque rêve nous habitue un peu plus à l'idée de la perte. Nous la laissons imprégner notre cœur, un rêve à la fois.

Une place pour vivre sa peine

Dans leur ouvrage *Final Gifts: Understanding the Special Awareness, Needs, and Communication of the Dying* [N.d.T. : Dons ultimes : comprendre la sensibilité spéciale, les besoins et la communication des mourants], les infirmières Maggie Callanan et Patricia Kelley livrent l'histoire de Becky, une journaliste de 34 ans qui se trouvait en fin de vie et refusait d'en parler[43]. Son attitude n'était pas du déni au sens conventionnel. Elle avait accepté les soins palliatifs, suivi le plan de traitement et faisait attention à elle. Elle s'était résignée à mourir, mais ne voulait tout simplement pas en parler. Le mari de Becky et l'infirmière respectaient son droit d'éviter ce sujet et ne lui fournissaient que les renseignements qu'elle demandait.

C'est finalement un rêve qui a amené Becky à poser ses questions à l'infirmière. Lors d'une importante conversation, toutes deux ont passé en revue ce à quoi Becky pouvait s'attendre comme sensations physiques à mesure qu'elle s'éteignait peu à peu. Cet entretien l'a grandement réconfortée. De mon côté, j'ai beaucoup apprécié le geste de son mari, Joël, qui a quitté la pièce pour lui laisser toute l'intimité qu'elle souhaitait encore avoir. Par la suite, Becky a demandé à l'infirmière de faire à Joël un compte rendu de leur entretien, puis elle n'a plus jamais reparlé de la mort.

43. Maggie CALLANAN et Patricia KELLEY, *Final Gifts*, p. 185-188.

Cette volonté d'éviter de parler de la maladie se voit assez fréquemment. Pour certaines personnes, il est hors de question de parler de ce qui leur arrive. Dans notre culture moderne occidentale, nous n'avons pas beaucoup de modèles d'identification pour les discussions sur la mort, les sentiments qu'elle suscite et le deuil. Ainsi, bien des gens repoussent le plus loin possible cette conversation à propos de leur maladie, souvent afin de pouvoir apprécier pleinement la vie qui leur reste. Ils minimisent tout simplement les faits pour que leur vie reste aussi belle que possible. Comme l'infirmière qui a fini par aider Becky en répondant à ses questions, je respecte ceux qui n'aiment pas parler de leur vie. Bien que je sois prête à aborder tout sujet, je sais aussi que ce n'est pas le cas de tout le monde. Certaines personnes se sentent embarrassées quand quelqu'un les force à parler.

Que doit donc faire un conjoint affectueux comme Joël quand sa femme ne veut pas parler des nombreuses pertes qui s'accumulent autour d'eux ? Et si Joël est comme moi et a besoin de parler de ce qui se passe ? Comment réussit-il à garder son équilibre émotionnel tout en respectant le droit de sa femme d'éviter ce sujet ?

Maggie Callanan et Patricia Kelley n'ont pas traité des sentiments ni des besoins de Joël, mais j'espère qu'il a pu explorer son propre deuil d'une manière ou d'une autre. Qui sait, peut-être avait-il la même attitude que Becky envers la mort. Cependant, j'ai plus souvent vu des gens dans la position de Joël, souffrant du manque de communication. Les soignants veulent respecter la personne malade, mais vivent aussi un deuil et certains d'entre eux ont envie d'en parler. Eux aussi perdent quelqu'un qui leur est précieux et ont besoin de temps pour se préparer, même si cette personne qu'ils aiment souhaite éviter le sujet.

Les rêves peuvent offrir aux parents et aux amis une occasion d'exprimer leur deuil sans déranger la personne qui leur est chère, qui est toujours bien vivante et qui nécessite encore leur attention. Le rêve leur permet de faire un deuil en privé dans un espace privé où ils peuvent reconnaître – du moins avec eux-mêmes – leur propre sentiment de perte. Je garde un œil ouvert sur tous les Joël de ce monde à l'œil, qui demeurent silencieux pour obéir aux désirs des autres. J'étais dans cette même position quand mon père est mort.

Mon père était un homme extrêmement rationnel qui cachait bien ses émotions. Au cours de la dernière année de sa vie, ce n'était pas une maladie qui l'emportait. Il avait fait une mauvaise chute dont il n'arrivait pas à se remettre. Puisqu'aucune maladie n'était responsable de son état, certains membres de ma famille entretenaient un fort espoir de le voir récupérer. Je me rendais compte qu'il avait pris le même aspect que tant de mes patients en soins palliatifs, mais je me demandais aussi si mon travail me faisait voir la mort partout. Je me questionnais : devais-je me raccrocher aux espoirs de ma famille et l'encourager à remonter la pente ? Puis il a fait une seconde chute et il s'est retrouvé à l'unité de soins intensifs. Une nuit, peu de temps après, j'ai fait le rêve suivant :

> *Je regarde deux hommes d'âge mûr encourager leur équipe à une partie de football. Je sais que l'un d'eux est mon père, jeune et énergique. Les deux hommes ont le torse nu, peint en bleu. Ils bondissent en criant, en agitant les bras, leurs*

bières se renversent, souhaitant que leur équipe remporte la victoire. Puis, l'impensable se produit : l'équipe perd. Mon père retombe sur son siège et se met à pleurer – à chaudes larmes tant il a mal. Sa douleur vive me bouleverse, mais je vois qu'il n'est ni amer ni en colère. Il est entièrement engagé dans cette joute. Pleurer la perte fait partie de l'expérience et c'est la bonne réaction quand l'enjeu est si grand. À la fin du rêve, je pleure avec lui.

À mon réveil, je me suis attardée au lit pour réfléchir à ce rêve et penser à mon père. Je n'avais que peu de souvenirs de lui exprimant une émotion plus forte qu'un froncement de sourcils ou un ricanement, et pourtant dans mon rêve il paraissait content et même fier de montrer ses sentiments. Malgré les pleurs – peut-être grâce aux pleurs –, il passait un moment agréable.

J'étais consciente que mon songe concernait mon propre deuil. En dépit des messages d'espoir rassurants que je recevais de ma famille, je devais tenir compte du fait que mon père pouvait fort bien mourir. Dans mon rêve, au moins, il était prêt. Je me suis sentie rassurée en constatant que même s'il perdait cette joute et même si j'allais le perdre, il conservait encore une certaine vénération joyeuse pour ce jeu auquel il avait participé volontiers jusqu'ici.

Les rêves en fin de vie aident toutes les personnes que la situation préoccupe à composer avec la perte et toutes les émotions qui nous assaillent quand nous perdons un être cher. Dans nos rêves nous pouvons laisser libre cours à notre frustration en criant tout notre soûl, en martelant un mur de nos poings, en nous élançant d'une falaise en voiture par désespoir, puis nous éveiller sains et saufs. Dans nos rêves nous pouvons exprimer librement notre amour à l'être cher tout en le détestant de nous quitter et en le suppliant de rester. Ces rêves peuvent être cathartiques et stimulants. Quand nous offrons un exutoire à nos émotions, ne serait-ce qu'en rêve, l'énergie que nous utilisions pour les retenir est enfin libérée.

Tous les gens de l'entourage de la personne en fin de vie peuvent faire l'expérience d'un rêve de deuil. Tous ont la chance de pouvoir dire adieu autant de fois qu'il leur est nécessaire. Dans ces rêves, nous nous accrochons à ces personnes qui meurent, nous leur tendons les bras et leur disons au revoir encore et encore jusqu'à perdre le souffle, jusqu'à ce que nous assumions la perte.

Un exercice de lâcher-prise

La famille trouve parfois dans les rêves la force et la paix pour laisser aller la personne aimée. Nicole Gratton et Monique Séguin content un rêve semblable au mien : celui de Francine, la fille unique d'une dame de 84 ans. La mère de Francine était en bonne santé avant d'être gravement blessée lors d'un accident d'autobus. Comme moi, Francine ne souhaitait que la guérison de sa mère. Puis, elle a fait un rêve qui lui a raconté une autre histoire :

> *J'arrive dans l'appartement de ma mère à Montréal. Elle a tout peinturé en jaune. Je veux intervenir pour lui dire de mettre le plafond blanc. (...) je rencontre tante Suzanne (décédée depuis plusieurs années) [qui me dit] : « Laisse-la faire. De toute façon, elle sait qu'elle n'en a plus pour longtemps. » Je sens que je dois lâcher prise*[44].

44. Nicola GRATTON et Monique SÉGUIN, *Les rêves en fin de vie*, p. 70.

À la lumière de ce rêve, Francine s'est questionnée : devait-elle laisser à sa mère l'espace émotionnel dont elle avait besoin pour mourir ? Son rêve l'a amenée à se demander si elle percevait clairement les besoins de sa mère. Elle a pu reconnaître sa propre peur de la perte, bien enfouie en elle parmi tous ses efforts axés sur la guérison de sa mère.

Cette histoire me rappelle de nombreuses familles qui cherchent des moyens d'aider les personnes qui leur sont chères à se remettre de blessures graves. J'ai rencontré beaucoup de membres de familles dans les unités de soins intensifs, désespérément en quête d'une cure ou d'un traitement qui permettrait à leurs proches de retrouver leur santé. J'imagine que Francine espérait que sa mère puisse s'adapter assez longtemps à sa nouvelle vie où elle était physiquement dépendante pour guérir complètement, tout comme ma famille espérait que mon père guérirait. La plupart des familles dans cette situation souhaitent ce qu'il y a de mieux pour ceux qu'elles aiment et la plupart ont la certitude, surtout dès les premières heures qui suivent les dommages corporels, que le mieux est une guérison complète. Comme Francine, la plupart d'entre nous tentent d'inciter la personne aimée à guérir. Nous entrons dans leur chambre, pleins d'entrain, et les encourageons à manger davantage et à faire leurs exercices. Nous bavardons de nos activités et de nos projets avec tellement d'espoir qu'il est difficile de prendre en considération la possibilité que l'être cher a peut-être d'autres préoccupations. Les familles ont parfois besoin d'un rêve qui leur murmure d'autres possibilités.

Francine a été surprise quand sa tante dans son rêve lui a dit de laisser faire sa mère. Comme le dit Monique Séguin : « Elle comprend qu'elle ne doit pas forcer sa mère, qu'elle doit la laisser libre de faire ce qu'elle souhaite. » C'est une décision très difficile à prendre pour un enfant qui aime sa mère, mais le rêve de Francine semble lui suggérer que sa mère ne veut peut-être pas de tous ses encouragements. Son rêve l'a menée à la conclusion qu'« il vaut mieux que maman vive pleinement pendant six mois que d'exister à moitié pendant des années[45] ».

Grâce à son rêve, Francine a été capable d'avoir du recul. Plutôt que de continuer à concentrer son attention sur la guérison de sa mère, elle s'est rappelé que toute sa vie elle avait eu besoin d'autonomie et d'indépendance. Elle a laissé le rêve teinter sa relation avec sa mère et il l'a aidée à se préparer sur le plan émotionnel à la laisser partir. Quatre mois plus tard, elle était prête quand la santé de sa mère a soudainement décliné et qu'elle a été admise à l'unité de soins intensifs.

J'imagine que leur relation s'est aussi améliorée au cours de ces quatre mois. Même une relation très proche subit des tensions quand deux personnes travaillent à contre-courant. Quand Francine a cessé de soutenir la guérison pour prendre davantage le temps de profiter de la compagnie de sa mère, je suis sûre que sa mère a pu se détendre aussi et apprécier la nouvelle situation. Le temps qu'elles passaient ensemble était à nouveau rehaussé par leur proximité affective, libéré des espoirs et projets contradictoires.

Finalement, le rêve de Francine l'a unie à la vie de sa mère d'une façon qui leur a paru à la fois belle et mystérieuse. Lors d'une visite, Francine a demandé à sa mère si elle avait bien dormi la nuit précédente et voici ce qu'elle a répondu : « J'ai dû bien dormir puisque j'ai fait ce rêve : *Je suis*

45. *Ibid.*, p. 71.

dans un lieu inconnu. Je remarque que tout est jaune. Je me sens bien[46]. » Elle est morte le lendemain.

Par ce rêve final d'une pièce jaune, Francine a perçu un lien avec son propre rêve. La couleur jaune est souvent associée à la lumière et à la chaleur, par exemple la flamme d'une bougie ou les rayons du soleil. Francine, qui avait elle-même rêvé d'une pièce jaune, s'est sentie soutenue et rassurée, comme si elle avait vu le même endroit et senti la même chaleur que sa mère.

À bien des égards, Francine et moi étions dans la même situation. Nous avions envie d'encourager notre parent à se remettre d'une blessure grave. Nous avions fait un rêve qui nous avait poussées à reconsidérer la volonté de notre parent. Nos rêves différaient radicalement. Francine avait rêvé d'une pièce toute jaune qu'elle voulait peindre en blanc, alors que dans mon rêve mon père était un homme d'âge mûr qui pleurait la défaite de son équipe de football. Cependant, au réveil, toutes deux nous avions pensé qu'il fallait peut-être revoir les besoins personnels de notre parent.

Les rêves nous fournissent parfois un lieu privé pour faire nos adieux. S'il nous est impossible d'être en présence de l'être aimé, le rêve nous accorde parfois l'espace protégé dont nous avons besoin pour dire adieu. Mon amie Kay se trouvait à l'université quand son grand-père est décédé. Elle savait qu'il avait été admis dans un centre de soins palliatifs, mais elle n'a pu arriver à temps pour le voir. Puis, une nuit elle a fait ce rêve : *Il faisait sa valise. Rien de plus, mais à mon réveil je me sentais… contente pour lui. Il paraissait heureux.*

46. *Ibid.*, p. 71.

Kay ne s'intéressait pas particulièrement aux rêves à cette époque. Encore aujourd'hui elle ne se rappelle pas ses rêves très souvent et jusqu'à ce rêve de son grand-père elle n'avait jamais pensé qu'ils pouvaient être intuitifs. Toutefois, quand elle s'est éveillée de ce rêve, elle a laissé son grand-père imprégner son esprit un instant. Elle avait l'impression de pouvoir lui dire au revoir. De plus, elle sentait qu'il était prêt à partir, apaisé. Elle l'avait vu faire sa valise et entreprendre une aventure qui le rendait heureux ; elle était contente pour lui. Elle n'a pas été surprise d'apprendre qu'il était mort quelques jours plus tard.

Les rêves d'adieu sont souvent aussi simples et directs. Les parents et les amis rêvent qu'ils lâchent prise, disent au revoir et regardent partir ceux qu'ils aiment. À leur réveil, ils savent que ce rêve a servi à faciliter la séparation. Ces rêves présentent souvent la même imagerie de voyage que les rêves de préparation, à une différence importante près. Les rêveurs voient la personne aimée qui part en voyage, alors qu'eux restent à la maison. Dans les versions paisibles de ce genre de rêves, les rêveurs voient la personne en train de faire sa valise, fermer boutique, acheter un billet ou se mettre en rang. Ils la regardent monter dans un train, prendre le large ou s'envoler à bord d'un avion, alors qu'ils restent au sol et la saluent de la main. La personne mourante est souvent perçue encore bien portante, joyeuse et enthousiasmée de ce voyage.

À de nombreux égards, ce sont des rêves de deuil qui surviennent avant la mort elle-même. Ils anticipent la perte que la famille devra affronter. Ils font naturellement partie du deuil de l'individu qui se prépare à vivre l'avenir sans cette personne.

Des liens malgré la distance

Comme le montre l'expérience de Kay, les rêves peuvent favoriser un lien entre les membres d'une famille qui ne peuvent se rassembler quand une personne est mourante. Le travail, les obligations familiales, le manque d'argent pour se déplacer et l'incertitude quant au moment le plus opportun de faire une visite, voilà quelques difficultés qui nous empêchent parfois d'être en compagnie de l'être cher à l'instant précis de la mort. Dans le cadre de mon travail, j'ai rencontré de nombreuses personnes bienveillantes qui, pour une foule de raisons, n'ont tout simplement pas pu être au chevet du mourant alors qu'elles le souhaitaient ardemment.

Toutefois, dans les rêves, les familles peuvent rester aussi proches qu'elles le veulent. En rêve, il est possible d'aller voir l'être qui nous est cher, le serrer dans nos bras et marcher ensemble sur des sentiers de campagne parsemés de feuilles. En songe, nous pouvons franchir les grandes distances qui nous séparent et prononcer les mots que nous avons tant envie de dire.

Je suis bien consciente que les rêves diffèrent de la réalité physique. Ils ne remplacent pas la présence réelle, mais mieux vaut un rêve que rien du tout.

Le rêve de mon amie Kay l'a réconfortée quand son grand-père est décédé. Elle ne pouvait être auprès de lui, mais son rêve l'a fait se sentir proche. Elle a à nouveau ressenti cette proximité quelques années plus tard lors du décès de son oncle. C'était le beau-frère de sa tante — un oncle par alliance qu'elle ne voyait pas souvent. Il avait passé plusieurs vacances d'été avec sa famille quand elle était enfant et elle le voyait de temps en temps dans les fêtes de famille. C'était un brillant artiste et, quand elle était à l'université, Kay emmenait souvent ses camarades de classe d'art aux vernissages à sa galerie d'art. Quand Kay est devenue adulte et a établi sa propre carrière en création, son oncle a quitté sa région afin de poursuivre son art ailleurs. Leur relation était sporadique, mais plusieurs années plus tard leurs chemins se sont recroisés.

« Une rétrospective de ses œuvres a été publiée et il m'en a fait parvenir un exemplaire par l'intermédiaire de ma tante, m'a confié Kay. J'étais tellement touchée et j'ai dit à ma tante que je voulais le remercier – par lettre ou au téléphone – et elle m'a dit : "Pourquoi n'irais-tu pas le voir ; il est au centre de soins terminaux." Voilà comment j'ai appris qu'il était sur le point de mourir. »

Kay a réservé un moment pour lui rendre visite dans les jours qui suivaient. Quelques soirs avant la date prévue, elle a rêvé qu'elle allait le voir chez lui :

> *Dans mon rêve sa maison était aussi remplie de trucs intéressants, tout à fait comme chez un artiste, non pas comme dans son véritable appartement. Il était très excentrique – un vrai artiste – et il y avait une élève qui traînait là, une sorte de symbole de la perception qu'avait de lui le monde : une élève désireuse de l'avoir comme mentor.*

Le lendemain matin à son réveil elle a appris qu'il était mort. Malgré le choc et sa déception d'avoir raté sa visite, elle a eu l'impression de l'avoir vu d'une certaine façon, dans son rêve. Voici son explication :

> J'avais l'impression que le songe avait remplacé la visite d'une certaine manière. Puisque nous ne pouvions nous voir en personne, nous nous étions vus en rêve, ce qui sous-entend que je pense qu'il était au courant, ce qui n'est pas nécessairement le cas, mais c'est l'impression que j'ai eue. Qu'il a peut-être su que la visite avait eu lieu. Par la suite, j'étais contente d'avoir fait ce rêve. Cela me suffisait.

Grâce à son rêve, Kay a pu ressentir à nouveau le lien affectif qu'elle entretenait avec son oncle. Le rêve n'accordait aucune attention à sa condition physique, au centre de soins palliatifs où il vivait, ni à sa réaction à son éventuelle visite. Son rêve était plutôt un rappel de sa vie, des qualités qu'elle admirait chez lui, de ses excentricités et de ses travers, de son sens artistique et de sa réputation en tant qu'artiste et mentor. En se réveillant, elle a eu l'impression d'avoir revécu l'essence de sa relation avec lui. Elle a rêvé des plus tendres souvenirs qu'elle conservera de lui et des leçons sur la liberté artistique et l'intégrité qu'elle continuera de mettre en application dans son propre travail.

Ce rêve l'a également rassurée d'avoir trouvé une certaine manière d'atteindre son oncle avant sa mort. Elle s'est sentie réconfortée non seulement par le rêve, mais parce qu'il est arrivé au moment même de sa mort. Son rêve et la mort de son oncle, survenus lors de sa dernière nuit, lui ont donné l'impression d'avoir pu le voir pour lui dire adieu.

La coïncidence entre le rêve d'un être cher et le moment de sa mort physique est une expérience profondément émouvante. Les rêves liés de si près à l'instant du décès apportent aux rêveurs le sentiment intense d'être unis à la personne aimée au-delà de la mort. Ces rêves comportent un sens de la réalité pouvant les élever en un moment spirituel. Ils poussent les rêveurs à se demander s'ils sont capables de voyager en rêve et vraiment étreindre les personnes qui leur manquent. À la suite d'un tel rêve, certains d'entre eux affirmeront qu'il y a réellement quelque chose en nous qui continue de vivre après la mort du corps.

Les rêves comme celui de Kay, qui se produisent avec un synchronisme aussi formidable, ne sont peut-être pas aussi rares qu'ils le semblent. Bien des gens m'ont raconté des histoires semblables, où ils ont été réveillés d'un rêve dans lequel ils faisaient leurs adieux à une personne par la sonnerie du téléphone qui leur apprenait le décès de cette même personne. Plus que tous les autres, ces rêves soulèvent la question suivante : jusqu'à quel point sommes-nous liés à ceux que nous aimons ?

Les rêves nous relient, quelle que soit la distance, même s'ils ne sont pas toujours aussi bien synchronisés. Quand nous rêvons aux autres, nous entretenons avec eux un lien affectif, comme si nous leur offrions nos meilleurs vœux. Nos rêves concentrent nos meilleures intentions envers l'autre personne et à notre réveil nous percevons son bien-être. S'éveiller d'un tel rêve apporte beaucoup de satisfaction, comme si nous avions rejoint l'autre et l'avions embrassé. C'est notre façon de serrer contre notre cœur ceux que nous aimons. Ils sont dans nos prières, nos pensées, notre amour et nos rêves.

Le deuil vécu collectivement

Si les rêves en fin de vie ont reçu peu d'attention, les familles qui partagent ce type de rêves entre eux – et la façon dont ce partage aide à faire son deuil – n'ont pas obtenu la moindre attention de la part des chercheurs. Pourtant, nous avons trouvé quelques cas de familles qui parlaient ensemble de leurs rêves et avons pu constater les avantages de ces discussions.

Michele Chaban a remarqué que les familles des enfants avec qui elle travaillait se racontaient leurs rêves de temps en temps dans les salles d'attente et les couloirs. « Les proches se demandent les uns les autres : "As-tu rêvé ?" Ils tiennent compte de leurs rêves et en discutent ensemble. »

Toutes ces conversations positives entre Michele Chaban et les enfants, entre Michele Chaban et les familles, de même qu'entre le personnel et les enfants ont encouragé les proches à retenir leurs propres rêves et à y réfléchir. Ils y ont trouvé une nouvelle source de réconfort ainsi que du soutien supplémentaire auprès des autres membres de la famille.

Michele Chaban se rappelle : « Cela leur a fourni un sujet de conversation important autre que la maladie. » Elle a observé que la plupart des gens livraient leurs rêves positifs et omettaient ceux qui étaient angoissants et les cauchemars. Par leurs rêves, ils exprimaient leur amour et leur force, plutôt que leurs craintes et leurs angoisses. Ils ne partageaient que les rêves qui stimulaient l'espoir et l'apaisement.

Rappelons-nous le cas rapporté par Michele Chaban dans le premier chapitre, d'une petite fille qui avait rêvé de sa grand-mère défunte qui l'accueillait à bras ouverts. Cette image forte a donné à tous l'impression d'être soutenus. Les rêves d'une nature plus terre-à-terre peuvent aussi servir de liens puissants.

Imaginons la tante de cette même petite fille qui raconte un rêve où elle voit sa nièce qui se balance en riant sur sa balançoire favorite par une belle journée ensoleillée, comme elle l'a fait l'été dernier au pique-nique familial. L'image d'un plaisir tout simple issu d'un passé commun peut procurer à toute la famille un instant de bonheur et rappeler à la nièce ce que l'on ressent à se balancer aussi vivement. Le rêve de la tante devient un cadeau à la famille. Il fait rejaillir leur souvenir du pique-nique ou d'autres réunions familiales, et peut-être aussi de la vitalité de la petite fille. De tels rêves offrent à tous une image concrète à retenir, ainsi qu'un moyen de s'encourager et de se soutenir les uns les autres.

En se racontant leurs rêves, les membres d'une famille approfondissent le lien affectif qu'ils ressentent entre eux. Partager des rêves, comme dans tout partage émotionnel, contribue à diminuer les craintes et les angoisses qui prennent tant de place dans l'isolement.

Le spécialiste du travail sur le rêve et auteur Robert Moss nous livre l'histoire de Valérie, une jeune bénévole dans un centre de soins terminaux qui s'inquiétait de sa mère qui était mourante, et avait très peur[47]. Valérie souhaitait de tout cœur pouvoir apaiser ses peurs, mais sa mère était trop effrayée pour aborder le sujet de la mort. Une nuit, Valérie a rêvé qu'elle et sa mère ainsi que tous leurs parents, aussi bien vivants que défunts, faisaient la fête dans une maison de bord de mer. À son réveil, elle se sentait détendue et revi-

47. Robert MOSS, *The Dreamer's Book of the Dead: A Soul Traveler's Guide to Death, Dying, and the Other Side*, Rochester, VT, Destiny Books, 2005, p. 254.

gorée, et quand sa mère lui a téléphoné plus tard dans la matinée, elle lui a raconté son rêve. Après une pause, sa mère a dit : « Toute la famille était aussi réunie cette nuit dans mon rêve. Je me retrouve toujours dans ce village au bord de la mer maintenant dans mes rêves ; c'est le seul endroit où je vais. »

Ce rêve a créé un pont entre Valérie et sa mère. Valérie disposait maintenant d'une image pour assister sa mère durant le processus de la mort. À partir de ce jour, elle a encouragé sa mère à retourner dans ce lieu chaque fois qu'elle se sentait angoissée, et le rêve leur a offert un moyen d'entretenir l'espoir de revoir les membres de leur famille disparus et les anciens amis. Valérie a dit à Robert Moss : « Je l'ai aidée à vaincre sa peur de mourir sans même mentionner le mot *"mort"*. »

J'ai vu de nombreuses familles dont les membres s'éloignaient les uns des autres justement au moment où leur présence comptait le plus. Bien des gens préfèrent se retirer lorsqu'ils croient qu'ils n'apportent aucune contribution concrète. Nous pensons que notre présence ne suffit pas et nous nous privons ainsi du réconfort que peut nous apporter le fait de vivre ensemble une même situation. Dans l'attente que nous vivons tous à la fin d'une vie, nos rêves deviennent une offrande aux autres. Ils s'apparentent à des prières de bénédiction et de guérison. Les partager offre la chance à tous de donner de l'espoir au groupe. Tout le monde participe, joue un rôle actif dans ce qui se vit actuellement.

Quand les membres des familles partagent des images tirées de leurs rêves se rapportant à la fin de la vie, ils reconnaissent que la mort touche tout le monde. Quand ils partagent par l'intermédiaire de leurs rêves leurs vœux de guérison, leur peur de la perte, ils ont une nouvelle façon d'exprimer leurs sentiments. Ils ont trouvé des compagnons pour vivre leur processus de deuil.

Résumé du chapitre

Les rêves en fin de vie ne sont pas bénéfiques qu'aux mourants. Quiconque est lié avec la personne en fin de vie — les parents, les fournisseurs de soins, les amis et les collègues — peut rêver de la perte avec laquelle il faudra composer. Les rêves de toute la communauté nous servent d'avertisseurs que le temps file. Ces rêves nous aident à voir la vérité en face à temps afin d'être totalement présents. Ils nous offrent un lieu sûr pour amorcer le deuil d'un être cher qui ne peut ou ne veut parler avec nous de ce qui se produit. Ces songes nous aident à faire nos adieux grâce à leurs images parfois douloureuses de lâcher-prise, de perte d'adhérence, de chute et d'abandon. Dans nos rêves, nous marchons avec la personne que nous aimons et qui vit loin de nous, puis à notre réveil nous sentons un rapprochement émotionnel. En racontant ces rêves, nous découvrons un nouveau moyen de discuter et de faire notre deuil collectivement. En ce sens, les rêves sont un cadeau pour toute la communauté.

Parlons de rêves

- Un rêve vous a-t-il déjà aidé à accepter une dure vérité que vous évitiez de voir ? Comment ?

- Un rêve vous a-t-il déjà aidé à vous sentir proche d'une personne vivant au loin ?
- De quelle manière un rêve vous a-t-il aidé à vous préparer à la mort d'un être cher ?

Chapitre 6

Les rêves qui facilitent le deuil

Parmi les rêves qui se produisent à la fin de la vie, ceux qui évoquent la perte sont ceux dont les gens parlent le plus souvent. Près de 85 % des personnes ayant répondu à un sondage ont affirmé avoir rêvé d'un parent décédé[48]. Ce sont sans doute les rêves les plus courants vers la fin de la vie, mais trop peu de chercheurs ont enquêté sur les autres types de rêves pour que ce soit une certitude. Les rêves de deuil offrent aux personnes endeuillées une rencontre ultime avec l'être aimé, une dernière chance de l'étreindre, de lui demander pardon, de s'assurer qu'il sera en sécurité, sain et sauf, en paix. Même les gens qui généralement ne retiennent pas leurs rêves souhaitent faire au moins un tel rêve, qu'ils peuvent chérir, et auquel ils peuvent se raccrocher.

Les spécialistes en matière de deuil parlent souvent de trois périodes, étapes ou saisons de deuil. Ces trois étapes suivent une progression naturelle qui passe du choc initial à une période de désordre chaotique et tourmentée marquée par une quête de sens, avant qu'émerge enfin pour les personnes endeuillées une vie nouvelle qui paraît complète et intègre la perte. Cette progression est bien définie et fluide sur papier, mais la réalité est rarement aussi ordonnée.

48.Craig M. KLUGMAN, «Dead Men Talking: Evidence of Post-Death Contact and Continuing Bonds», *Omega*, n° 53, 2006, p. 258.

Dans la réalité, le cœur humain semble errer frénétiquement entre ces trois étapes en moins d'une heure. Par exemple, alors que la plupart des gens se sentent abasourdis par le choc initial de la perte, ce sentiment peut se dissiper en quelques minutes ou s'attarder des mois, ou encore revenir en force quand surgit un nouvel élément de stress des années plus tard. Le facteur temps dépend toujours de la personne endeuillée.

Tout comme le deuil ne suit pas toujours une progression fixe, mais s'adapte plutôt aux besoins de la personne affligée, les rêves de la personne disparue respectent les besoins du rêveur. Ces rêves n'ont pas tous la même fonction et ne présentent pas tous la même imagerie. Ils sont à l'image de la vie de la personne attristée et de sa relation avec le défunt. Dans son livre *The Dream Messenger* [N.d.T. : Le messager des rêves] la spécialiste des rêves Patricia Garfield examine 20 messages parmi les plus courants qui se retrouvent dans les rêves de deuil et souligne qu'ils semblent souvent être en contradiction les uns avec les autres[49]. Elle fait remarquer que pour chaque rêve présentant l'être cher bien portant, à nouveau en bonne santé, dans le songe de quelqu'un d'autre il sera souffrant. Pour tout rêve d'un être cher venant à nous avec amour, un autre nous le montrera s'éloignant sans se retourner.

L'équipe de chercheurs du Center for Hospice and Palliative Care a interrogé des membres de familles sur les rêves qu'ils ont faits à la suite du décès d'une personne aimée et ont constaté cette même diversité. Voici quelques exemples qu'ils ont réunis :

---

49. Patricia GARFIELD, *The Dream Messenger: How Dreams of the Departed Bring Healing Gifts*, New York, Simon and Schuster, 1997.

- *Je rêve de ma sœur de temps en temps. Elle est plus jeune et a les cheveux longs ; elle n'a pas la même apparence qu'au moment de sa mort.*
- *Les fois où ma mère est venue dans mes rêves et qu'elle ne parlait pas, cela m'a rendu encore plus triste.*
- *Ma mère me parle en rêve. Je peux l'embrasser et sentir sa chaleur et son amour*[50].

Ce sont tous des rêves de deuil typiques. Ils reflètent non seulement la personne décédée, mais aussi celle qui rêve et la nature de la relation entre elles. Au réveil, le rêveur peut sentir que les images l'ont réconforté, mis au défi, attristé, soutenu ou bouleversé. Cependant, malgré les différences d'images, de thèmes et de messages, les rêves de la personne disparue répondent au même objectif. Chaque rêve se produit pour assister le rêveur dans son deuil. Rêver que nous perdons un être cher nous aide à surmonter le choc initial et l'état de torpeur en le revoyant nous disant adieu avec un air heureux, ou en nous faisant revoir ses derniers moments par des images effrayantes jusqu'à ce que nous acceptions que la mort soit survenue de cette manière précise. Les rêves soutiennent les personnes affligées au cours de la deuxième étape chaotique et perturbée du deuil en leur faisant revivre une à une les émotions conflictuelles en vue de les surmonter en les considérant sous une perspective nouvelle. Ils nous donnent des pistes pour trouver du sens à ce qui est arrivé et nous font passer un dernier

50. Scott T. WRIGHT, Christopher W. KERR, Nicole M. DOROSZCZUK, Sarah M. KUSZCZAK, Pei C. HANG et Debra L. LUCZKIEWICZ, « The Impact of Dreams of the Deceased on Bereavement: A Survey of Hospice Caregivers », *American Journal of Hospice and Palliative Care*, n° 31, 2014, p. 132-138.

moment avec la personne aimée. Ils nous poussent à créer une relation nouvelle avec elle pour qu'il devienne plus facile de nous rebâtir une vie sur laquelle reporter à nouveau notre attention.

Le choc

Quand quelqu'un meurt, la plupart d'entre nous éprouvent d'abord un choc. Notre corps, notre esprit et notre cœur s'engourdissent tandis que nous tentons d'intégrer cette information dans notre réalité. Au début, cela ne nous semble pas réel. Il faut du temps pour vraiment comprendre qu'une personne que nous aimons ne reviendra plus. La plupart des gens ne le comprennent qu'intellectuellement au départ. Nous nous disons, et disons à nos amis : « bien sûr qu'elle est morte », « bien sûr qu'elle ne reviendra plus ». Nous parlons de la personne défunte, de ce qui s'est passé précisément à l'instant du décès. Nous savons intellectuellement ce que signifie la mort, mais il nous faut un peu plus de temps pour cesser de vouloir la contacter au téléphone. Il nous faut un peu plus de temps pour arrêter de l'entrapercevoir un peu partout dans la rue et nous retourner d'un coup, abasourdi, pour bien vérifier. Peu à peu, nous ne lui laissons plus de place dans le lit, n'achetons plus les aliments qu'elle aimait, ne nous pressons plus de rentrer à la maison avant qu'elle s'inquiète. Cette personne continuera de vivre dans notre cœur pour le reste de notre vie, mais il faut du temps à notre corps – nos réflexes, nos habitudes et nos acquis – pour accepter son absence physique et finalement l'intégrer.

La réalité de la mort de la personne

Les rêves de deuil peuvent nous aider à comprendre que la personne qui est morte est réellement partie. Peu importe les images du rêve, qu'elles soient réconfortantes, effrayantes ou déroutantes, elles nous font comprendre sa mort et notre perte. Elles nous aident à accepter l'absence physique de cet être aimé.

- *Dans mes rêves, je le vois étendu là, durant les dernières minutes de sa vie.*
- *Elle était dans un groupe de trois ou quatre personnes et me souriait tout simplement. Elle ne disait rien, mais paraissait bien portante et en paix*[51].

Il n'est pas difficile d'imaginer que quelqu'un puisse faire de tels rêves durant les premières semaines suivant le décès. Le premier exemple incite le rêveur à admettre la mort et le second fournit une certaine consolation en présentant l'être cher en paix.

Ces rêves se reproduisent parfois plus tard dans la vie quand nous avons besoin d'un rappel de notre perte. Phyllis Russell est conseillère en matière de deuil à Toronto et reçoit régulièrement des patients des nombreux centres de soins terminaux de la ville[52]. Elle sait que le deuil n'est pas un truc à réparer, mais nécessite plutôt l'écoute et le respect. Elle aide les gens à faire leur deuil à leur rythme, sans se soucier d'un processus arbitraire. Phyllis Russell a appris cette leçon

51. *Ibid.*, p. 4.

52. Phyllis RUSSELL, conseillère en matière de deuil. Toutes les citations de Phyllis Russell proviennent de notre entrevue à Toronto en Ontario, en novembre 2012.

dans la mi-trentaine, lorsqu'elle a amorcé sa carrière d'infirmière dans une unité de soins palliatifs.

Sa mère était décédée 13 ans auparavant, quand Phyllis Russell n'avait que 22 ans. À l'époque, elle avait surmonté son deuil en concentrant ses efforts sur sa carrière et sa vie. Elle avait fait un bon choix, mais quand elle a commencé à travailler en soins palliatifs, un rêve l'a fait revenir sur son deuil :

> *J'étais assise avec ma mère dans notre salon et j'ai remarqué que beaucoup de gens s'en allaient à l'église. « Que se passe-t-il à l'église, ce soir ? » ai-je demandé à ma mère. Elle s'est contentée de sourire en guise de réponse. J'ai continué de lui poser la question et voici ce qu'elle m'a dit : « Tu sais où ils vont. » J'ai dit non, mais elle a dit : « Oui, tu le sais. Réfléchis. Tu sais où ils vont. Ils vont à mes funérailles. » « Que veux-tu dire ? » ai-je demandé. « Tu sais que je suis morte. Je ne peux rester, je dois m'en aller. »*

Phyllis Russell est maintenant dans la cinquantaine, mais se souvient de ce rêve en détail. De toute évidence dans le rêve elle ne comprenait pas le sens de la procession funéraire, malgré les indices de sa mère. Elle avait oublié que sa mère était morte, mais dans le songe sa mère le savait. Phyllis Russell n'était pas prête à entendre la réponse, jusqu'à ce que sa mère finisse par la lui énoncer clairement : « Tu sais que je suis morte. Je ne peux pas rester. » Non seulement le rêve lui a rappelé le décès de sa mère, mais il lui a aussi donné une nouvelle compréhension de sa vie sans elle.

Jusqu'à ce rêve, Phyllis Russell avait mené une vie agréable depuis la mort de sa mère. Elle avait vécu sa peine et s'était efforcée de se bâtir une vie, comme l'aurait fait n'importe quel jeune adulte dans la vingtaine. Elle avait terminé ses études, s'était déniché un bon emploi et avait créé son propre foyer, sa propre famille.

À présent, ce rêve lui donnait une autre occasion de se remémorer sa perte. Il la préparait à aider d'autres personnes dans son nouveau travail comme infirmière en soins palliatifs. Elle pouvait mieux réagir au deuil et à la perte d'autrui après avoir accepté et vécu à nouveau sa propre perte. Son rêve lui a offert d'autres outils pour comprendre le deuil de ses clients.

Voici le rêve qu'a fait un homme avec lequel elle a travaillé, dont la femme était décédée depuis peu. Dans le rêve, lui et sa femme renouvelaient leurs vœux de mariage devant leurs amis et la famille, puis se séparaient plus tard dans un aéroport :

> *Nous sommes à l'aéroport pour faire notre second voyage de noces. Lisa passe la sécurité en premier, mais moi, je suis intercepté. Je ne peux passer. Lisa me dit : « Ne t'inquiète pas, tu me rejoindras un jour. »*

Cet homme par son rêve a perçu l'insurmontable barrière entre lui et sa femme et il a pu comprendre à nouveau l'irrévocabilité de leur séparation. Son rêve lui a donné un moyen physique concret de comprendre et d'exprimer comment la mort l'avait séparé de sa femme. L'image d'un mariage lui a rappelé que leur séparation n'était pas causée par un changement d'avis ou un manque d'amour. Ce n'était pas leur faute, ni à lui ni à elle ; on ne lui permettait tout simplement pas de la suivre. Grâce à son rêve, il a pu prendre conscience des sentiments que déchaînait en lui cette séparation. Son cœur ne portait plus un vide souffrant, mais une barrière de sécurité solide et très réelle qu'il ne pouvait franchir malgré tous ses efforts. Son rêve lui a permis de pousser contre la barrière, de contester cette injustice, puis de chercher à nouveau sa femme de l'autre côté.

Contrairement à l'empêchement auquel il se heurtait dans sa vie éveillée, cette fois il pouvait la voir et l'entendre et constater qu'elle allait bien. Cela l'a rassuré de voir qu'elle était en sécurité, qu'il n'avait pas besoin de la suivre ; elle l'attendrait et un jour ils seraient réunis.

Phyllis Russell explique : « Ce rêve a transformé sa peine. Elle lui disait qu'il n'était pas prêt à franchir [la barrière] et qu'elle était bien là où elle se trouvait. » Son rêve lui a montré qu'il n'était pas nécessaire de renoncer à ses sentiments envers elle, mais qu'il devait tenir compte de cette barrière désormais érigée entre eux et la respecter.

À une époque, les conseillers en matière de deuil incitaient les gens à oublier leurs chers disparus et à se recentrer sur leur vie. De nos jours, nous savons que l'amour n'obéit pas à de telles limites. Quand une personne que nous aimons meurt, elle ne disparaît pas sur le plan affectif ; les sentiments que nous lui portons demeurent. Même si nous ne la voyons plus, nous l'aimons, pensons à elle, nous soucions d'elle, suivons ses sages conseils et nous remémorons nos meilleurs et nos pires moments avec elle. Sa présence a changé notre vie et ces changements subsistent. Notre relation dure, même si elle doit s'adapter à l'absence physique.

Le deuil

Quand quelqu'un meurt, nous avons parfois l'impression qu'un trou béant s'est ouvert devant nous, que la Terre a modifié son axe et que nous devons trouver un nouvel équilibre sans cette personne à nos côtés. Nous nous sentons désemparés et envahis par les tâches que nous accomplissions sans même y penser avant. Nous nous sentons fatigués, désordonnés, maladroits. Le deuil n'est pas tant une émotion précise qu'une course effrénée entre un nombre incalculable d'émotions conflictuelles. Certains d'entre nous passent par une gamme étourdissante d'états – la peur, la rage, la nostalgie, la culpabilité, le soulagement, l'amour, la paix, la gratitude – avant de pouvoir même comprendre ce qui nous arrive.

Cette période constitue le cœur du deuil. Cette agitation émotionnelle peut nous amener à chercher un sens à ce qui nous arrive et à réorganiser notre vie. La durée d'un deuil prend le temps qu'il faut. Certaines personnes trouvent un nouvel équilibre en quelques semaines, alors qu'à d'autres il faut plusieurs mois ; d'autres encore se débattent des années durant dans un calme chaos émotionnel.

Ressentir la perte

Les rêves de deuil aident parfois les pourvoyeurs de soins à se rappeler leur propre importance. J'ai en tête des personnes soignantes que j'ai connues qui, sans s'en rendre compte, se sont oubliées en s'occupant d'un autre être. Elles se plongent dans leurs tâches quotidiennes sans fin et négligent leurs besoins personnels. Elles remettent à plus tard leur visite chez le médecin, cessent de fréquenter des amis et s'empêchent de s'accorder même quelques heures à elles. Certaines personnes vont jusqu'à ne plus manger ni dormir de crainte que leur éloignement ne cause du stress à l'être aimé. Elles s'effacent complètement dans les exigences de soins. Leur attention est centrée sur cet être qu'elles aiment et qui est malade. À leurs yeux, lui seul subira la mort, pas elles. Elles oublient de prêter attention à leur perspective particulière et à leur propre perte.

Quand les pourvoyeurs de soins et les membres d'une famille arrivent à affirmer qu'ils sont encore vivants et que leur vie a encore de l'importance, un pas essentiel est franchi dans le processus de deuil. Les rêves de deuil peuvent les aider à faire ce pas essentiel. Tout comme une personne mourante peut faire un rêve qui lui redonne une certaine emprise et un sentiment de dignité, les rêves des pourvoyeurs de soins leur rappellent que leur place légitime se situe au centre de leur propre vie.

Pour les pourvoyeurs de soins, les rêves de deuil œuvrent comme des rappels qu'ils ne sont pas des témoins passifs de la souffrance d'une autre personne. Leur vie changera, elle aussi, contre leur volonté. Ils souffrent aussi. Ils ressentent les pertes qui s'accumulent jour après jour. Cela peut sembler une simple déclaration de faits, mais trop souvent ils se perdent dans les soins accordés à la personne malade. Les rêves de deuil ramènent les pourvoyeurs de soins au centre de leur propre vie, là où leurs préoccupations et leur deuil arrivent en priorité. Ces rêves les poussent à réfléchir à l'effet qu'aura cette perte sur leur vie. Ils leur rappellent que leurs émotions et leurs besoins sont tout aussi importants que ceux de l'être cher et que la perte qu'ils subiront n'est pas à négliger. Ces rêves leur disent qu'ils sont importants, ainsi que leur survie.

Les rêves de deuil sont utiles, car ils nous offrent un espace où explorer nos plus fortes émotions. Des émotions qui sont peut-être passées inaperçues prennent en rêve la forme de paysages dramatiques, d'événements et d'images concrètes que nous pouvons comprendre et contre lesquels nous luttons. En rêve nous saisissons mieux les nuances cachées de notre relation, libérons des émotions refoulées et entreprenons le lent travail de donner un sens à notre perte.

Voici quelques images issues de ce type de rêves, rassemblées par le psychiatre et spécialiste des rêves Ernest Hartmann, et qui explorent les conséquences émotionnelles d'une perte :

- *Une immense montagne s'est scindée et il y a des débris un peu partout. Je devrais prendre des dispositions pour m'en occuper.*
- *Il y avait une maison vide, inhabitée. Toutes les portes et les fenêtres étaient ouvertes et le vent soufflait à l'intérieur.*
- *Un gros arbre est tombé juste devant notre maison. Nous sommes tous sidérés*[53].

Ces images ont fourni aux rêveurs un nouveau langage pour décrire la profondeur de leur perte. Non seulement l'auteur du rêve se sent vide, mais il se trouve dans une maison inhabitée dans laquelle souffle le vent. Les rêves montrent les émotions sous leur vrai jour. C'est une chose que de se sentir responsable de ramasser les dégâts quand quelque chose se brise. Quand la chose brisée est une immense montagne qui s'est scindée, il s'agit d'une force pouvant rompre le sol même sous nos pieds.

53. Ernest HARTMANN, *Dreams and Nightmares: The Origin and Meaning of Dreams*, Massachusetts, Perseus, 1998/2001, p. 23.

Aucun de ces exemples ne contient d'images de la personne défunte ni ne présente un événement réel de la vie du rêveur. Les images illustrent plutôt une force émotionnelle pure que le rêveur perçoit immédiatement. Les rêves sont imprégnés d'un profond sentiment de perte et les rêveurs savent tout de suite ce qu'ils montrent : une perturbation de la terre apparemment impossible qui brise tout, un vide infini et une maison menacée par un arbre mort, tombé. Quelles émotions reposent sous les décombres ? Le sentiment de solitude, d'accablement, de responsabilité et de culpabilité, de vide, d'impuissance, de stupéfaction, de vulnérabilité et de peur. Leurs rêves ont fidèlement reflété les bouleversements émotionnels ressentis dans la vie éveillée sous une forme matérielle facilement visible et compréhensible.

Dans les rêves de deuil, souvent nous voyons l'être cher dans un environnement qui représente plus nos propres émotions que la personne défunte elle-même. Tina J. Wray, spécialiste en matière de deuil et auteure de *Grief Dreams: How They Help Heal Us After the Death of a Loved One* (N.d.T. : Les rêves de deuil : comment ils nous aident après la mort d'un être aimé), offre l'exemple d'un homme qui souhaite désespérément avoir des nouvelles de son frère, décédé dans un accident de kayak :

> *Le téléphone a sonné en pleine nuit. Je savais qu'il y avait quelqu'un à l'autre bout, mais je ne l'entendais pas assez bien pour savoir qui c'était. J'ai supposé que c'était Charlie, mais je ne pouvais en être certain. Je me suis mis à avoir peur. J'écoutais attentivement, puis je me suis rendu compte que je portais des bouchons d'oreilles*[54].

54. Tina J. WRAY et Ann BACK PRICE, *Grief Dreams: How They Help Heal Us After the Death of a Loved One,* San Francisco, Jossey-Bass, 2005, p. 77-78.

Ce rêve incarne à la fois le désir et la frustration du rêveur. Il veut entendre, mais ne peut pas ; il veut entrer en contact, mais ignore comment le faire ; il a peur, mais persiste ; s'efforce d'entendre, mais se rend compte que ses oreilles sont bouchées. J'ai déjà entendu d'autres exemples de ce désir frustré dans d'autres contextes. Les images du rêve sont différentes, mais les émotions reflétées sont les mêmes : on tend les bras sans arriver à toucher la personne. On l'appelle, mais elle ne se retourne pas. On sent qu'on le touche, espérons que c'est l'être aimé, mais ne pouvons voir qui c'est. On voit leur bouche qui remue, mais n'entendons pas leurs paroles.

Ce type de rêves s'attarde sur notre sentiment de perte qu'il projette sous la forme d'un grand fossé — un gouffre qui se profile à présent entre nous et l'être que nous avons perdu. Chaque fois que nous nous éveillons d'un tel rêve, chaque fois qu'en rêve nous échouons à traverser le fossé entre cette vie et la prochaine, nous songeons une fois de plus que la perte est bien réelle et que la personne que nous aimons n'est plus aussi facilement accessible.

En songe nous faisons notre deuil comme dans la vie courante. Toutefois, dans les rêves nous avons moins de restrictions pour exprimer notre douleur. Toute la gamme des émotions nous est permise ; nous pouvons être en colère, pleurer de désespoir, supplier en nous sentant démunis, désirer ardemment, aimer et montrer de la tendresse, ressentir de la culpabilité pour un geste précis ou tout ce que nous regrettons, et chercher des réponses avec acharnement. En rêvant, nous transposons nos émotions dans des actions comme dans une sorte de poème. Plutôt que de nous donner la permission de pleurer une bonne fois pour toutes, nous rêvons que nous sombrons dans un océan de larmes. Au lieu de demander « pourquoi ? » à quelqu'un en particulier, nous hurlons nos « pourquoi ? » au ciel, à Dieu, à la personne disparue. Et parfois, dans le rêve, il arrive qu'ils nous répondent.

Les puissantes émotions que nous éprouvons lors du décès d'une personne ne sont pas nécessairement négatives. Parfois dans un rêve toute notre souffrance peut être contenue et adoucie dans une émotion plus profonde de paix et de réconfort. Mon amie Lee a fait un rêve de ce genre environ 6 semaines après que Paula, sa conjointe depuis 20 ans, eut été tuée par une jeune femme qui conduisait en état d'ébriété. Dans le rêve, Lee s'apprêtait à déménager. Sa maison lui rappelait celle de son professeur de piano. Il y avait un piano, un foyer et un magnifique mur en briques de verre chatoyant, conférant sa seule lumière à la pièce obscurcie. Soudain, une jeune femme est apparue, a attrapé un lourd tisonnier près du foyer et s'est mise à…

> *… le balancer à deux mains en direction du mur de verre, le faisant éclater en le heurtant plusieurs fois. Des éclats et des débris de verre volaient dans le séjour pour former une figure géométrique rayonnante.*
>
> *Puis les éclats ont ralenti leur mouvement et se sont rangés en une sorte de procession qui s'arrêtait de temps en temps dans les airs. Ils étaient pénétrés de leur propre lumière et, tout en volant, ils brillaient, scintillaient, chatoyaient. De l'horreur initialement ressentie, je suis passée à l'admiration et à l'émerveillement. Puis je me suis réveillée.*

Lee a puisé de nombreuses idées inspirantes dans ce rêve, mais je m'en tiendrai aux émotions qu'il a fait émerger.

Quand Lee s'est réveillée, elle ressentait encore viscéralement l'horreur de voir la jeune femme détruire le mur de verre. Elle savait que cette destruction était celle de la vie de sa conjointe, de sa propre vie, de leur vie commune. Mais la puissance de cette émotion a été adoucie par une autre, plus profonde, de paix et de réconfort, un sentiment d'appartenance. L'action s'est entièrement déroulée dans une maison que Lee et Paula avaient bâtie ensemble, où il y avait de la musique, une ambiance chaleureuse et un mur de verre qui conservait toute sa lumière malgré la violence. Durant tout le rêve, cette sensation de réconfort et d'appartenance était présente, même quand le verre volait en éclats. La lumière n'était aucunement détruite. Lee voyait que chaque éclat de verre renfermait cette même lumière brillante, scintillante.

Par ce rêve, Lee a compris qu'un événement horrible ne pouvait mettre fin à leur amour, à ce qu'elles avaient créé ensemble, à ce qu'elles continueraient d'être. L'accident ne remettrait pas en cause ce qu'elles avaient construit. Son rêve lui a montré comment se raccrocher au bien-être plus important qu'elle puisait dans sa relation avec Paula et le foyer qu'elles avaient créé ensemble.

Ces rêves de deuil nous semblent très intimes ; ils nous parlent de notre deuil, de notre cœur, de notre vie et de nos visions. De cette perspective, ils nous apportent une aide énorme. Faisant partie de nous, ils nous amènent à donner un sens à notre perte, à notre relation. Ils nous aident à trouver la guérison au cœur de nos journées les plus pénibles. Dans ces rêves, nous comprenons mieux nos sentiments de joie, d'espoir, de peur, de désespoir, de colère et d'ambivalence, car ils nous sont tous présentés de manière à survivre à notre perte.

Se sentir lié à l'être disparu

Certains rêves sont si réalistes qu'au réveil nous sommes convaincus d'avoir revu l'être aimé, comme si cette personne que nous désirons le plus voir était revenue de l'Au-delà en franchissant le pont de nos rêves. Nous la retrouvons, souvent bien portante, en bonne santé, miraculeusement indemne, livrant des messages d'amour, de consolation, de réconfort, de paix, ainsi que des conseils. Nous touchons son visage, tenons sa main, sentons sa chaleur.

Voici en guise d'exemple le rêve qu'a fait mon amie Gail. Gail a toujours porté un intérêt aux rêves et en a retenu quelques-uns ayant eu une grande influence dans sa vie. Deux semaines après le décès d'une amie d'enfance emportée par le cancer, Gail a fait un rêve qui se démarquait de ses rêves habituels. Elle était assise à côté de son amie, Diana :

> *[Diana] a l'air bien réelle et semble en bonne santé, même si elle est plus mince qu'elle ne l'était de son vivant. Son teint pâle est très clair, presque lumineux, et ses yeux sont brillants (…) Diana décrit les repas qu'elle et son mari ont pris (…) mais je commence à me sentir mal à l'aise en me rappelant qu'elle est morte. « Comment pouvons-nous être ici à bavarder puisque tu es morte ? » m'exclamé-je. Elle ne réagit pas vraiment – peut-être un léger haussement d'épaules – puis me dit calmement : « Je veux savoir comment on m'a commémorée. » Je lui raconte l'office funèbre, puis me penche vers elle pour l'étreindre. Je crains qu'elle ne s'évapore, mais elle est bel et bien en chair et en os et me serre aussi contre elle. Puis je reviens doucement à la vie consciente.*

Plus qu'un effet de notre imagination, les rêves de deuil nous laissent parfois l'impression d'une visite réelle de la part de la personne disparue. Gail ne considère pas son rêve comme le fait de son unique imagination. Elle pense que c'était un rêve de visite, que son amie Diana a trouvé un moyen de la rejoindre dans son rêve afin de lui faire des adieux convenant davantage à une amitié de plus de 30 ans. Le rêve a donné à Gail la chance de voir son amie et de l'étreindre pour lui dire adieu. Elle a eu l'occasion de lui raconter le service funèbre et de lui dire comment elle et toutes leurs amies se souviendront d'elle. Il lui a permis de se dire une fois de plus : « Je sais que tu es morte. » Grâce au réalisme, parce qu'elle a eu l'impression d'une visite, Gail a senti sa peine s'alléger après cette dernière étreinte.

Les rêves de visite, comme celui de Gail, invitent les personnes en deuil à se poser les grandes questions de la vie. Continuons-nous d'exister et d'aimer après la mort physique ? Y a-t-il autre chose après cette vie ? Les rêves brouillent la frontière entre ce qui découle uniquement de notre imagination et ce qui agit comme un pont liant cette vie à la suivante. Ce sont de puissants messages de la vie et de l'amour qui se perpétuent au-delà de la mort et les évoquer autrement nous donnerait l'impression d'être irrespectueux envers la personne défunte et notre expérience personnelle. Ils nous offrent une chance de dire ce que nous avons peut-être été incapables d'exprimer auparavant, entre autres des messages simples et directs : au revoir, je t'aime, je ne t'oublierai pas. Ils nous donnent la certitude de pouvoir rester proches malgré la séparation.

La conseillère en matière de deuil Phyllis Russell a constaté que beaucoup de ses clients attendaient avec impatience un rêve de visite. Bon nombre d'entre eux souhaitent faire de tels rêves et s'inquiètent si l'être aimé disparu n'est pas encore venu leur rendre visite. Ces gens ne se considèrent pas de grands rêveurs et perçoivent souvent ce rêve désiré comme hors de leur contrôle. Ils demandent à Phyllis Russell pourquoi leur cher défunt n'est pas revenu les voir. Voici ce qu'elle rapporte : « Ils ne s'attendent pas à rêver, mais plutôt à ce que l'être aimé leur rende visite, comme il l'a fait pour d'autres membres de la famille. Ils me disent : "Ma mère a rêvé de lui, mes amis aussi, de même que ma sœur, mais il n'est pas venu me voir. Pourquoi n'est-il pas venu ?" »

Phyllis Russell comprend ce grand désir de ses clients de sentir qu'ils sont encore liés à la personne qu'ils aiment, ou encore de vouloir savoir qu'elle est en sécurité, bien portante, toujours attachée à eux. La simple force de ce désir d'être en lien est époustouflante.

Phyllis Russell dit : « Ces rêves signifient : "Je joue encore un rôle important dans sa vie." » Selon elle, ces rêves sont « une validation de la relation, une confirmation que j'ai encore une grande importance dans sa vie, que j'ai bien agi, que je l'ai bien aidé ». Autrement dit, nous voulons savoir que la personne restera près de nous, qu'elle choisit de conserver sa relation avec nous.

Phyllis Russell s'intéresse davantage à ce que le rêve lui révèle au sujet du rêveur qu'au rêve lui-même. Elle traite chacun de la même façon : elle demande aux gens de lui dire comment ils se sont sentis pendant le rêve et ce qu'ils en pensent maintenant. Elle amène ses clients à voir comment le rêve les a aidés à ressentir leur peine et leur amour (parfois compliqué) pour la personne disparue. Elle n'élimine pas la possibilité que cette personne ait réussi à entrer en contact avec eux par l'intermédiaire du rêve. Toutefois, elle n'y croit pas elle-même.

Lorsqu'elle parle du rêve qu'elle a fait de sa défunte mère — décrit au début de ce chapitre, où elle ne voyait pas pour qui avait lieu la procession funèbre — pour elle, il s'agissait d'un rêve qu'elle avait fait de sa mère et non une visite de celle-ci dans un rêve. À son réveil, elle ne s'est pas demandé si sa mère était venue. Elle n'avait pas éprouvé le besoin de communiquer à nouveau avec sa mère. Elle avait eu besoin de reprendre conscience de sa perte et de sa résilience sur le plan émotionnel. Pour elle, le rêve portait sur sa peine.

Susan McCoy est une agente de police à la retraite. À Toronto, elle œuvre aussi comme conseillère auprès de personnes ayant subi une perte traumatique et se spécialise maintenant dans le travail avec les familles ayant perdu des êtres chers dans un accident ou un crime[55]. Comme Phyllis Russell, elle voit souvent des clients frustrés de ne pas avoir encore fait un rêve rassurant de la personne défunte. Mais contrairement à elle, Susan McCoy croit que certains rêves de deuil offrent un lien véritable avec l'être disparu. Elle en est arrivée à utiliser les pouvoirs de guérison de ces rêves de visite. Je peux très bien imaginer qu'un rêve d'une visite tranquille peut grandement soulager et consoler les parents d'une victime d'un événement traumatisant. Le rêve les rassure que la personne qu'ils aiment est maintenant en paix, bien loin des circonstances qui lui ont enlevé la vie. En rêve, ils voient de leurs propres yeux que l'être cher est en sécurité, sain et sauf, et qu'il leur sourit.

55. Susan McCOY, conseillère en matière de deuil en pratique privée. Toutes les citations de Susan proviennent de notre entrevue en septembre 2012.

De temps à autre, les clients de Susan McCoy se battent contre eux-mêmes. Ils lui confient : « J'aimerais rêver de cette personne, mais j'appréhende le contenu du rêve. » Peut-être la verront-ils dans un état de bien-être, ou bien revivant les derniers instants de sa vie – une pensée terrifiante pour les proches d'une victime d'un crime.

Susan McCoy sait à quel point ces rêves peuvent être importants et voit à ce que ses clients surmontent leurs appréhensions et entretiennent leur désir de rêver de la perte subie. L'une de ses clientes, la mère d'un jeune garçon qui s'est noyé, était vraiment en conflit avec elle-même. Elle souhaitait revoir son fils, mais éprouvait aussi de grandes craintes à ce sujet. Voici ce que raconte Susan McCoy : « Elle se demandait pourquoi elle ne rêvait pas à son fils, puis elle me disait : "[J]e ne le supporterais pas." » Elle a donc concentré son travail avec elle sur l'idée de faire un beau rêve de son fils. « Nous avons travaillé ensemble sur ses peurs. Elle a fini par comprendre qu'il ne lui ferait aucun mal et que cela ne le dérangerait aucunement de venir la voir en rêve. » Susan McCoy l'a encouragée à être à l'affût des rêves qu'elle désirait, jusqu'à ce qu'elle soit enfin capable d'en faire un dans lequel elle était en contact avec son fils. Elle et son fils ont eu la conversation dont elle avait tant besoin et elle en a été reconnaissante.

Les clients de Susan McCoy, comme presque toutes les personnes endeuillées à un moment ou un autre, doivent aussi faire face à des amis et à des parents qui souhaitent les voir se remettre de leur perte ou faire leur deuil d'une certaine manière. Toutefois, ses clients subissent un traumatisme supplémentaire, sachant que l'être cher est décédé à la suite d'un acte de violence. Souvent, ils éprouvent de l'angoisse du fait de ne pas savoir ce qui s'est passé exactement. Ils doivent, en plus, supporter le long et lent processus qui consiste à poursuivre le criminel en justice, sans parler de la couverture médiatique intrusive et des rumeurs sur la réputation de l'être aimé qu'ils ont perdu. (Pourquoi se trouvait-elle à cet endroit ? Comment se fait-il qu'il connaissait ces gens ?) Il n'est pas étonnant que certains clients se présentent à elle en larmes après qu'un ami ou un chef religieux bien intentionné leur a suggéré de cesser de rêver à l'être disparu et de le laisser partir, comme s'ils s'étaient trop longtemps raccrochés à une relation illusoire.

Susan McCoy sait combien il est important que les gens prennent pleinement conscience que l'être aimé n'est plus, que plus jamais il ne sera présent physiquement. Elle sait aussi qu'il est tout aussi capital qu'ils comprennent que leur relation se poursuivra, mais qu'elle sera modifiée. Plus jamais cet être ne sera avec nous physiquement, mais nous pouvons trouver un nouveau moyen de communiquer avec lui, entre autres en ayant confiance qu'il apparaîtra dans nos rêves.

Tous les spécialistes du deuil affirment que les rêves d'un être aimé disparu ne font aucun tort au rêveur, pas plus qu'ils ne l'empêchent de vivre pleinement sa vie. En fait, les chercheurs ont observé que le contraire était vrai. Les gens qui croient que l'être aimé est revenu leur dire au revoir dans un rêve acceptent mieux leur départ que ceux qui ne font pas de tels rêves[56].

Il arrive que les clients de Susan McCoy rêvent que la personne décédée leur livre les détails du crime ayant

56. Nigel P. FIELD, « Continuing Bonds in Adaptation to Bereavement: An Introduction, *Death Studies*, nº 30, 2006, p. 709-14.

provoqué leur mort – des détails précis que la police ignore. À leur réveil, ils se demandent s'ils viennent de recevoir un indice utile de l'Au-delà et s'enquièrent auprès de Susan McCoy : doivent-ils en faire part à la police ? Elle les soutient, quelle que soit leur décision. En encourageant leur impulsion, elle les amène à faire confiance à leur capacité de juger leur expérience de vie. Elle conserve son rôle de conseillère qui offre du soutien plutôt que de diriger leur deuil d'une façon spécifique, leur évitant ainsi un stress supplémentaire.

Susan McCoy sait qu'il peut leur être bénéfique de faire suffisamment confiance à leur expérience au point d'y donner suite. Livrer de l'information reçue dans un rêve peut être un geste thérapeutique. Quand les rêveurs mettent à profit ce qu'ils savent, même si cette information se révèle fausse en fin de compte, ils respectent la vérité de leur expérience personnelle – un sentiment puissant dans une période d'incertitude et de désespoir. Quand ils accomplissent un geste concret à partir d'une information reçue, ils valident la vie de la personne qu'ils aiment et la force de leur relation avec elle. Ils prennent part activement à la résolution de la mort de l'être aimé et y trouvent une certaine dose de paix. Ils se rendent utiles plutôt que de souffrir passivement.

Si les personnes en deuil ne peuvent rêver de ce qu'elles souhaitent, ou si leurs rêves ne leur offrent pas les visites tant désirées, un nombre surprenant d'entre elles s'adresseront à des voyants. Tant Phyllis Russell que Susan McCoy ont vu de nombreux clients demander à des voyants d'établir une communication avec leur cher disparu. Phyllis Russell explique : « Leur besoin d'entrer en communication avec une personne aimée est si fort qu'ils recourent à des voyants, même s'ils ne l'ont jamais fait auparavant. »

Les voyants leur proposent de leur transmettre des messages concrets et précis, plus faciles à comprendre qu'une sensation floue de la présence de la personne aimée. Ils offrent un moyen de communication et, ce qui est encore plus utile, valident ce que leurs clients espèrent vrai, c'est-à-dire qu'ils sont encore aimés et chéris, que l'amour vaincra la mort. Pour bien des gens, ces messages suffisent à les apaiser et à accepter ce qu'ils n'auraient pu admettre autrement.

La croyance que ceux que nous aimons peuvent nous rendre visite dans nos rêves et non le contraire s'est répandue de plus en plus au cours des récentes décennies. Peut-être a-t-elle toujours fait partie de la vie, mais les gens se sentent maintenant plus à l'aise d'admettre avoir reçu la visite d'une personne aimée en rêve. Le sondage sur les personnes endeuillées dont il a été question précédemment dans ce chapitre indique qu'un bon nombre d'entre elles n'ont rêvé qu'une ou deux fois à l'être disparu au cours des quelques années suivant le décès, mais que ces rêves étaient souvent puissants et mémorables.

Aussi bien les rêveurs que les conseillers de soutien au deuil décrivent souvent les rêves d'une personne disparue – qu'ils portent sur la personne perdue ou qu'ils procurent les bienfaits d'une visitation – comme un moyen d'alléger le fardeau du deuil. Ils font souvent naître un sentiment de paix et de soulagement chez les rêveurs qui s'éveillent avec une compréhension renouvelée que l'être cher existe encore, qu'il est hors de danger et demeure lié à eux émotionnellement et peut-être même spirituellement. Les gens qui font de tels rêves témoignent d'une croyance plus ferme en une vie après la mort et d'une facilité à aborder leur propre mort.

Se lier aux autres

Plusieurs mois après la mort de ma mère, en 1997, j'ai rêvé que j'allais la voir dans sa nouvelle demeure :

> *Elle vit dans une petite caravane dans le désert de l'Arizona, où elle s'adonne à son travail en poterie. Elle respire une joie pleine de vitalité que j'ai toujours aimée chez elle. Elle m'accueille à bras ouverts. Je lui dis que j'ai appris des chansons irlandaises en son honneur, mais cela ne l'intéresse pas. « Je suis vraiment passionnée par mon héritage espagnol en ce moment », me déclare-t-elle en retournant à ses pots, ce qui me fait rire. Entre nous, le moment était toujours mal choisi. Puis, je me réveille.*

J'aime ce rêve. Il rassemble de nombreux aspects variés de notre relation mère-fille, aussi bien les bons que ceux qui me frustraient. Son accueil chaleureux, son énergie créatrice et son inattention désinvolte envers moi me semblaient tous familiers, et c'était à la fois réconfortant et irritant. C'est par son mordant que je l'ai reconnue dans le rêve. Si elle m'était apparue uniquement en me rassurant doucement que j'avais toute son attention, je n'aurais pas cru que c'était elle.

Quelques semaines plus tard, j'ai parlé de mon rêve à mon père et son visage s'est éclairé. Sa réaction à mes chants irlandais l'a fait rigoler. « C'est tout à fait elle », a-t-il dit, souriant encore tandis que ses yeux s'emplissaient de larmes. Pendant un instant, ensemble nous sommes devenus des archéologues du rêve, y puisant les gestes et les mots simples qui nous la rappelaient, souhaitant tellement tous les deux que ce fût elle.

Dans la culture moderne occidentale il nous est difficile de croire que nos rêves peuvent nous aider, encore moins ceux des autres. Il m'a fallu une bonne dose de confiance pour raconter mon rêve à mon père, qui ne se souvenait plus des siens depuis des décennies et y songeait encore moins souvent. J'étais consciente qu'il pourrait très bien n'y voir aucune valeur et j'ai été soulagée quand il l'a écouté et qu'il en a perçu les bienfaits avec moi.

Nous puisons une force en communiquant avec d'autres les rêves que nous faisons de nos disparus. En quelques brèves images claires, les rêves saisissent l'essence de la personne et ses aspects les plus importants pour nous. Mon rêve a aidé mon père à parler de ce qui lui manquait de ma mère — ce qu'il faisait très rarement. Raconter nos rêves nous amène à forger des liens avec les proches qui restent et à parler de nos souvenirs, de nos espoirs, de nos croyances et de nos souhaits à propos de la personne que nous aimons.

Le professeur Charles D. Laughlin a découvert que la narration de rêves était courante à l'extérieur de la culture occidentale : « Pour la plupart des gens sur notre planète, rêver est un processus profondément social et leur narration est aussi un acte social (…) Pour beaucoup, les rêves sont une question d'intérêt social. L'interprétation des rêves est souvent une activité de groupe[57]. »

Dans les cultures où le rêve est mieux intégré, tout le monde sait qu'un rêve peut aider plus de gens que le seul rêveur. Un rêve peut être utile à toute une communauté. Les

57. Charles D. LAUGHLIN, *Communing with the Gods*, p. 265.

gens apprennent durant l'enfance à prêter attention à leurs rêves et à en faire part à leur famille. Grâce à cette pratique quotidienne, une fois devenus adultes, certains acquièrent la capacité d'insuffler aux rêves des intentions bénéfiques à autrui. Ils croient que tout rêve peut être profitable à tous.

Mon père est décédé bien des années plus tard et, peu de temps après, j'ai fait un rêve qui illustrait aussi parfaitement ma relation avec lui. Je le voyais profitant de sa vie dans l'Au-delà, quoiqu'un peu honteusement et gauchement parce qu'il n'avait pas prévu une autre vie du temps de son vivant. Dans mon rêve, il était redevenu jeune, assez soulagé, et il me souriait spontanément d'un air joyeux et affectueux. À mon réveil, je me sentais bien de l'avoir vu si heureux. J'avais l'impression qu'il était encore lui-même quelque part, et qu'il m'adressait un sourire d'une affection libre et spontanée.

J'ai raconté ce rêve à ma sœur, Mary. Cependant, ma version de notre père ne correspondait pas du tout à son souvenir de lui et elle a paru déçue. Sa relation avec notre père avait été différente, au point qu'elle ne reconnaissait aucun de ses traits. Ce n'était pas *son* père dans mon rêve et elle n'y a donc trouvé aucun réconfort. Elle a réagi comme bien des gens, en me disant que ce n'était pas vraiment lui, que c'était moi qui voulais que ce soit lui.

Mary voulait faire son propre rêve, contenant des images qui lui étaient familières et qui évoquaient sa relation personnelle avec son père. C'était la seule façon de la rassurer qu'il allait bien. Heureusement, elle a fait un tel rêve quelques mois plus tard. Son aspect et sa voix étaient comme elle s'attendait et il a prononcé les paroles qu'elle souhaitait entendre. C'est par son propre rêve qu'elle a été rassurée, qu'elle a su qu'il était bien et qu'elle a reçu son amour.

À ceux qui ne croient pas à un Au-delà, ces rêves d'une personne disparue procurent tout de même un immense apaisement. Pour eux, plus qu'à des visites ces rêves s'apparentent à une expression de leur relation avec la personne aimée disparue. Rêver d'une personne défunte n'est pas très différent que d'imaginer activement une conversation désirée avec elle. Les médecins cliniciens en santé mentale suggèrent à leurs clients d'imaginer des entretiens avec une personne importante décédée afin de les aider à résoudre les conflits de longue date entre eux. En recourant à son imagination, le client produit toutes les répliques du dialogue et, si l'expérience se déroule bien, en retire une perspective nouvelle sur la relation. Ces échanges imaginés ne sont peut-être pas aussi convaincants qu'une rencontre réelle en chair et en os, mais ils ont quand même le pouvoir de transformer des relations et des vies.

À l'instar des conversations imaginées, dans les images précises des rêves de personnes disparues, il revient également à notre esprit rêveur de fournir toutes les répliques de l'échange. Dans nos rêves d'une personne décédée, nous trouvons le réconfort dont nous avons tant besoin dans les images et les caractéristiques familières. Ma sœur et moi avons toutes deux fait un rêve qui correspondait à nos attentes envers notre père et à notre relation personnelle avec lui. À de nombreux égards, nos rêves portaient davantage sur nous-mêmes que sur lui.

Mais au-delà de nos propres images imaginées, les rêves de deuil peuvent être porteurs d'une qualité émotionnelle supplémentaire : le rêve n'est plus *au sujet de* la personne disparue, mais devient un rêve *avec* elle, comme si elle était venue livrer un dernier message. Ma sœur et moi croyons toutes deux fermement que nos rêves ne se résumaient pas à une simple projection de notre part et constituaient de véritables rencontres. Au réveil, nous savions toutes deux que notre père nous avait rendu visite. Comme dans les rêves de visite du chapitre 4, ces rêves réalistes d'une personne défunte nous laissent entendre qu'il existe une autre possibilité transcendant les limites du quotidien. Pour certaines personnes, cette possibilité s'appuie sur leurs croyances religieuses ou spirituelles entretenues depuis toujours. Pour d'autres, ce sentiment qu'il y a autre chose découle directement de la puissance émotionnelle du rêve. Les personnes en deuil sentent que la relation est réelle et se poursuit, même si les images du rêve viennent d'elles, et beaucoup croient que l'être aimé est vraiment revenu les voir.

Je me demande parfois ce que je découvrirais si moi et tous mes frères et sœurs mettions en commun les rêves de deuil que nous avons faits à propos de nos parents. Combien de versions différentes de nos parents trouverions-nous ? Combien de facettes de nos vies seraient révélées si nous trouvions un moyen sûr d'exprimer nos différentes relations ? Pourrais-je même reconnaître mon père dans leurs représentations ? Peut-être leur relation avec notre père différerait-elle tellement de la mienne que leurs rêves n'auraient aucun sens pour moi. Ce fait rendrait-il pour autant leurs rêves ou les miens moins réels ? Serions-nous en mesure de mieux nous comprendre en prêtant attention aux questions et aux consolations de nos rêves respectifs ?

Pour qu'un véritable partage des rêves puisse avoir lieu, toutes les personnes du groupe doivent leur accorder une valeur. Toutefois, ce n'est pas un phénomène très courant dans nos familles occidentales. Les groupes spirituels ou axés principalement sur le partage des rêves seront certes ouverts aux rêves de personnes disparues, mais n'offriront malheureusement pas l'avantage supplémentaire des souvenirs d'enfance. En partageant ces rêves entre les gens qui se connaissent depuis longtemps, tout comme quand nous évoquons des souvenirs, nous pouvons nous soutenir les uns les autres dans le processus de deuil.

L'intégration

À un certain stade, après des semaines, des mois ou des années, nous trouvons un nouvel équilibre dans notre vie. Le monde reprend un fonctionnement familier et le vide causé par l'absence de l'être cher est peu à peu enveloppé par le temps et les souvenirs, à mesure que nous avançons vers l'avenir sans lui. Nous sentons encore ce vide – la personne est encore dans nos pensées et nous manque –, mais petit à petit notre perte devient une partie de notre vie qui se poursuit, une blessure qui ne nous menace plus, mais qui s'est intégrée à notre quotidien.

Durant cette dernière étape, nous trouvons une façon de vivre pleinement au-delà le moment de leur mort. Nos journées se rythment autrement et notre relation avec elle se transforme. Cette personne fait encore partie de nous, mais à présent elle habite ailleurs dans notre cœur, joue un rôle différent avec des règles différentes sur notre façon d'être en lien. Elle est devenue notre être cher disparu.

Se recentrer sur sa propre vie

Au fil de notre adaptation à une vie où nous sommes privés de la présence physique de l'être que nous aimons, nos rêves s'ajustent aussi. Leur centre de gravité change : après nous avoir aidés dans notre deuil, ils reviennent sur les détails de notre vie courante. En rêve, nous nous inquiétons moins de la sécurité et du bonheur de la personne défunte que des problèmes auxquels nous sommes confrontés tous les jours.

Plutôt que de chercher dans nos rêves la personne qui est décédée, nous nous éveillons avec le souvenir de nouveaux problèmes et défis auxquels nous devons faire face. Notre vie commence à reprendre le dessus dans nos rêves. Il est possible que nous y voyions la personne disparue, mais, dorénavant, plus souvent elle nous vient en aide ou nous prodigue de sages conseils sans être le centre de notre attention. À nouveau, nous rêvons du travail, des enfants, des amis, de nos anciens soucis et nouveaux tracas.

Dave, qui avait perdu son père dans un incendie plusieurs années auparavant, a consulté Susan McCoy. Il lui a affirmé qu'il avait repris sa vie normalement, mais qu'il avait besoin de résoudre d'une manière ou d'une autre une dispute intense qu'il avait eue avec son père juste la veille de son décès. Maintenant il n'arrêtait pas de penser qu'il aurait aimé avoir plus de temps pour parler avec lui. Il voulait désespérément pouvoir mieux s'expliquer, lui demander pardon et enrayer la culpabilité qui l'assaillait.

Voici ce qu'il lui a dit : « Si je pouvais régler cette partie de ma vie, tout irait bien. Je n'ai que quelques mots de plus à ajouter pour qu'il comprenne ce que je voulais lui dire. Je pensais que j'aurais le temps. »

Susan McCoy l'a incité à parler en détail de cette dispute avec elle, puis lui a suggéré de souhaiter rêver de son père pour voir ce qu'il adviendrait. Quelques semaines après, Dave a fait ce rêve dans lequel son père ne parlait pas, mais l'écoutait attentivement tandis qu'il lui disait tout ce qui lui tenait à cœur. Quand Dave a eu fini de parler, son père est allé vers lui et l'a embrassé.

Dave s'est réveillé dans cette étreinte et a eu l'impression que tout irait bien finalement. Il a senti son habituelle lourdeur se soulever doucement de ses épaules, comme s'il n'était plus tiraillé par ses regrets. Il a déclaré à Susan McCoy : « J'ai été complètement pardonné. Il n'y a plus de ressentiment entre nous et j'ai l'impression de pouvoir aller de l'avant. »

Dave ne croyait pas que son père lui avait rendu visite en rêve afin d'écouter ses excuses. Ce n'était pas non plus un rêve de deuil. Il ne se demandait plus si son père était bien, sain et sauf, dans une nouvelle vie, et s'il était encore lié à la famille émotionnellement. Dave ne tentait pas de surmonter sa peine. Il avait surtout besoin d'un rêve portant sur son père afin de réparer une vieille blessure, pour pouvoir mieux vivre sa vie actuelle.

Ce type de rêves bénéfiques ne porte plus spécifiquement sur la personne défunte. Maintenant, le rêve nous concerne ; il nous parle de notre vie, de nos problèmes. L'être aimé est intégré à l'univers de nos rêves et sa voix se mêle aux autres pour nous aider à percevoir nos options et à résoudre nos anciennes blessures.

J'ai pu le constater dans ma vie personnelle. Quelques années après le décès de ma mère, j'ai eu un souci de santé et une nuit j'ai rêvé qu'elle était venue me voir à l'hôpital, absolument prête à me protéger. Elle parcourait les corridors en agitant les bras et en criant à moi, aux infirmières, à tout le monde sur son passage de vérifier les reins ! À mon réveil, je me suis sentie soutenue. Je n'avais pas l'impression que ma mère était vraiment venue me voir, même si j'ai reconnu sa grande énergie typique. Je savais que je n'avais aucun problème aux reins (c'était bel et bien le cas), malgré ses cris. Toutefois, je me suis sentie assistée en me rappelant son amour et en la voyant me défendre si passionnément. Ce rêve m'a donné l'élan pour reprendre contact avec mon médecin pour régler mon problème de santé.

Comme l'explique Susan McCoy, dans les rêves où le changement est intégré, « il est vraiment question de nous qui allons de l'avant dans notre vie personnelle. Dans nos rêves, nous avons encore besoin de l'aide et de la présence de cette personne que nous aimons et qui nous a quittés, mais à présent elle nous assiste dans nos préoccupations du quotidien. »

Résumé du chapitre

Tout rêve qui aide le rêveur à pleurer sa perte est un rêve de deuil. Les plus typiques sont ceux dans lesquels apparaît l'être aimé disparu, mais toute image qui permet au rêveur de ressentir sa perte fait aussi partie de cette catégorie.

Les rêves de deuil nous signalent de prêter attention à notre peine et non seulement à la personne qui est morte. Ils servent souvent de liens émotionnels et spirituels avec l'être disparu. Nous rêvons qu'il vient vers nous ou s'éloigne, nous serre contre lui ou nous laisse partir. En se racontant leurs rêves de deuil, les parents et les personnes endeuillées se sentent proches et se soutiennent les uns les autres dans leur perte.

Ces rêves peuvent nous sembler ordinaires ou extraordinaires. Ils peuvent être réconfortants ou nous hanter, très puissants ou si subtils que nous ne savons trop quoi en penser. Ils peuvent transformer notre peine et notre relation ou confirmer la voie que nous avons déjà choisie. Tous les rêves de deuil ne nous donnent pas un accès direct à une conversation avec la personne défunte, comme nous l'avons vu dans ce chapitre. Et nous verrons dans le suivant qu'il n'est pas toujours réconfortant de rêver à l'être cher que nous avons perdu.

Parlons de rêves

- Avez-vous déjà rêvé d'une personne que vous aimez qui est décédée ? De quelle façon ce rêve a-t-il changé votre relation avec elle ?
- Pensez aux personnes les plus proches de vous actuellement. Ont-elles fait des rêves de deuil ? Quelle serait leur réaction si vous leur racontiez vos propres rêves de deuil ?
- Comment se sont transformés au fil des ans vos rêves à propos des êtres chers décédés ?

Chapitre 7

Les rêves qui nous effraient

En surface, le rêve semblait agréable et même amusant pour le chercheur :

> *La rêveuse voyait sa fille se joindre aux autres à une fête chez ses beaux-parents. Les gens riaient et buvaient et l'on sentait dans l'atmosphère que les gens s'amusaient*[58].

Ce rêve n'aurait pas dû la déranger autant, mais en s'éveillant la rêveuse s'est sentie en colère, jalouse, puis envahie de culpabilité. Elle savait qu'elle n'était pas présente dans ce rêve parce que la fête avait lieu dans le futur, quand elle serait morte. Et voilà que sa famille profitait de la vie, sans elle. Elle avait voulu vivre assez longtemps pour voir sa fille devenir adulte et réussir dans la vie, mais maintenant elle savait qu'elle n'aurait pas cette chance. À présent, sa famille poursuivrait ses activités et elle raterait tout. Plusieurs nuits après, elle a à nouveau rêvé, cette fois de son petit-fils de quatre ans disant à quelqu'un qu'elle ne connaissait pas : « Je ne me souviens plus de grand-maman. »

Cette femme éprouvait de la colère à l'idée de mourir et se sentait jalouse de sa famille qui continuerait à vivre alors

58. Scott T. WRIGHT, chercheur au Center for Hospice & Palliative Care, Toronto, Ontario, communication personnelle par courriel en janvier 2014.

qu'elle ne serait plus là. Sa colère et sa jalousie faisaient aussi naître de la culpabilité. Voici ce qu'elle a confié au chercheur : «Je me sentais coupable d'éprouver de la jalousie à mon réveil. Je déteste la jalousie. Voilà pourquoi c'était un cauchemar. Je ne peux être jalouse de ne pouvoir être là [avec ma fille][59]. »

Sa jalousie et sa colère allaient carrément à l'encontre de ce qu'une mère fidèle et affectueuse devait ressentir envers sa famille, selon elle. Elle aimait ses enfants et voulait qu'ils soient heureux, mais ces sentiments intenses de colère et de jalousie l'amenaient à remettre toute sa vie en question. Le chercheur qui l'aidait à comprendre ses rêves fournit cette explication : «Elle répétait souvent ce dicton "la peur est le contraire de la foi" et affirmait qu'elle choisissait donc de ne pas avoir peur. Toutefois, il était évident par ses rêves qu'elle n'avait pas réussi à éradiquer ces sentiments (...) Tous les rêves qu'elle rapportait évoquaient ces sentiments[60]. »

Les cauchemars au fil de la vie

Les spécialistes des rêves définissent généralement les cauchemars à partir de leurs effets sur le rêveur. Un cauchemar est un rêve dérangeant au point que le rêveur s'éveille en sursaut, en sueur et tremblant. Dans la culture populaire, cette définition est souvent généralisée et inclut tout rêve intense et effrayant qui n'éveille pas nécessairement le rêveur[61]. Tout rêve qui donne au rêveur à son réveil

59. Scott T. WRIGHT, Pei C. GRANT, Rachel M. DEPNER, James P. DONNELLY et Christopher W. KERR, «Meaning-Centered Dream Work with Hospice Patients: A Mixed Method Study», p. 27 (inédit).

60. Scott WRIGHT, chercheur au Center for Hospice & Palliative Care, Toronto, Ontario, communication personnelle par courriel en janvier 2014.

61. Michael SHREDL, «Nightmares and Coping Strategies», présenté au colloque annuel de l'Association internationale pour l'étude des rêves, Virginia Beach, juin 2013.

l'impression d'être désespéré, angoissé, terrifié ou triste, lui faisant craindre de se rendormir, peut être qualifié de cauchemar.

Si, de façon générale, les rêves reflètent les émotions de la vie courante, les cauchemars et leurs cousins, les mauvais rêves, indiquent souvent un trouble émotionnel. Les cauchemars sont un phénomène courant dans toute la population. Pratiquement tout le monde peut raconter au moins un cauchemar. Pourtant, les cauchemars surviennent plutôt rarement. Selon le site Web de l'Association internationale pour l'étude des rêves, entre 80 et 90 % des gens font un cauchemar à l'occasion, mais seulement 5 à 10 % affirment en faire aussi souvent qu'une fois par mois[62]. La plupart ne font que quelques cauchemars par an, malgré les nombreux facteurs de stress du quotidien.

Les cauchemars sont plus fréquents quand une personne vit une situation grave, par exemple un divorce ou un changement de carrière. Les rêves sont aussi plus bouleversants dans les semaines ou les mois suivants une catastrophe importante, comme une guerre, de la violence ou un désastre naturel. Les cauchemars peuvent devenir plus persistants quand les gens subissent d'importants facteurs de stress sur de longues durées, entre autres une extrême pauvreté, des conditions de vie dangereuses ou une maladie chronique débilitante. Dans les cas les plus sérieux, les cauchemars deviennent intrusifs et s'apparentent aux rappels d'images post-traumatiques.

Les deux cauchemars les plus courants sont ceux d'une poursuite et d'une chute. Durant la petite enfance, nous rêvons souvent que nous sommes pourchassés par des

62. « Common Questions about Nightmares », Association internationale pour l'étude des rêves, article consulté le 12 sept. 2013, http ://www.asdreams.org/nightma.htm.

monstres. À mesure que nous vieillissons, les monstres peuvent disparaître ou se transformer en soldats ennemis, en gangsters ou en animaux sauvages qui nous traquent afin de nous détruire. Sinon, peut-être rêvons-nous que nous tombons de très haut, nous réveillant en sursaut juste avant de heurter le sol. Les mauvais rêves sont souvent moins poignants, mais nous laissent tout aussi bouleversés à notre réveil. Je n'ai jamais encore rencontré quelqu'un qui aimait vraiment se sentir effrayé et désemparé dans ses rêves. Visionner un film d'horreur n'est pas la même chose : j'achète un billet, j'entre dans le cinéma et je peux en ressortir à mon gré. Je sais que les horreurs resteront sur l'écran. Par contre, trop souvent les cauchemars semblent échapper à mon emprise consciente pour que j'apprécie vraiment la frayeur qu'ils me procurent.

Quand les mauvais rêves et les cauchemars sont trop fréquents, le rêveur se demandera pourquoi des images aussi terribles se produisent. S'il croit que les rêves proviennent uniquement de son propre cerveau, il s'interrogera sur les émotions refoulées qui nécessitent des circonstances aussi bouleversantes pour s'exprimer. S'il croit que les rêves sont issus d'une réalité transcendante qui lui échappe, il se demandera sans doute pourquoi de telles images terrifiantes viennent le hanter. Les cauchemars à répétition peuvent mener à l'insomnie, à des réveils trop fréquents, au manque de sommeil et peut-être même à la dépression. Il n'est donc pas surprenant que nous leur tournions le dos, comme si nous pouvions protéger notre quotidien de la souffrance qu'ils nous imposent en les gardant enfermés dans le monde du rêve. La plupart d'entre nous soupirent d'aise au réveil en constatant que ce n'était qu'un rêve, que nous nous empressons d'enfouir sous l'oreiller. Nous nous efforçons de l'oublier et de vite passer à autre chose.

Michael Shredl, un chercheur qui travaille sur les rêves au laboratoire du sommeil de l'Institut central de la santé mentale à Mannheim, en Allemagne, affirme que la plupart des Occidentaux réagissent ainsi aux cauchemars : « Nous les rejetons purement et simplement, en nous disant : "Ce n'était qu'un rêve ; ce n'était pas réel et cela ne vaut donc pas la peine d'y réfléchir."[63] » Toutefois, ses recherches lui ont prouvé qu'en ne tenant pas compte d'un cauchemar – ou plutôt en essayant de ne pas en tenir compte – l'angoisse qu'il nous fait éprouver est accrue. Ainsi, il est fort probable qu'il se reproduira.

Michael Shredl ne dit pas que les cauchemars reviennent en force quand nous les rejetons, comme si les rêves eux-mêmes contrôlaient les souvenirs que nous retenons à notre réveil. Il nous fait plutôt remarquer que ce rejet des cauchemars a un effet paradoxal sur l'univers de nos songes. Quand nous oublions un rêve qui nous effraie, en réalité c'est que nous ne croyons pas être capables d'en affronter sa puissance. Quand le cauchemar apparaît trop difficile à assimiler, bien des gens se mettent à craindre de tels rêves. Le sommeil semble un peu plus menaçant et il devient donc plus difficile de s'y laisser emporter. L'angoisse qui s'accroît et le sommeil qui devient perturbé rendent encore plus probable l'occurrence de cauchemars supplémentaires.

Comment réagir efficacement aux cauchemars

Puisqu'il est impossible d'éliminer un cauchemar simplement en n'y pensant pas, que puis-je faire ? L'autre choix est

63. Michael SHREDL, « Nightmares and Coping Strategies », présenté au colloque annuel de l'Association internationale pour l'étude des rêves, Virginia Beach, juin 2013.

plus effrayant, mais plus satisfaisant en fin de compte. Pourquoi ne pas regarder le rêve en face et y réagir, soit en y apportant nos propres réponses au réveil, soit en modifiant son cours tandis que nous sommes encore en train de rêver ?

Comme bien des gens, quand j'étais jeune je faisais un mauvais rêve récurrent dans lequel le mythique abominable homme des neiges, ce monstre du Nord-Ouest, me poursuivait. Jamais il ne m'attrapait, mais je m'éveillais souvent paniquée et j'avais de la difficulté à me rendormir. Ce n'est qu'à l'âge de 20 ans qu'une amie m'a demandé pourquoi ce monstre me pourchassait. Jamais je n'avais songé à me poser cette question. « Eh bien, a-t-elle dit, pourquoi ne pas t'arrêter et le lui demander la prochaine fois ? » Cette idée me paraissait absurde — elle ignorait certainement à quel point ce monstre était terrifiant. Mais elle insistait : « Ce rêve est à toi ; tu peux lui demander tout ce que tu veux. »

Quelques semaines plus tard, je me suis encore retrouvée dans ce cauchemar, courant pour sauver ma peau. Puis la suggestion de mon amie m'est venue à l'esprit. J'ai interrompu ma course et fait volte-face. Les mains sur les hanches, j'ai crié : « Pourquoi me poursuis-tu ? » Le monstre s'est arrêté net, l'air confus : « Tu m'as demandé de te poursuivre, non ? »

Quand j'ai repris mon souffle, le monstre m'a expliqué qu'il était là pour garder un trésor pour moi en pourchassant quiconque s'en approchait trop. Puis il a marché avec moi jusque dans le bois afin que je puisse voir ce trésor. À mon réveil, je me suis sentie à la fois enrichie et protégée et non plus menacée. Je n'ai plus jamais fait ce rêve.

Ce rêve dans lequel un truc menaçant nous traque est un cauchemar courant et assez peu violent. Cependant, cette idée que je pouvais me retourner et affronter le monstre à même le rêve était nouvelle pour moi. J'ai appris que j'avais mon mot à dire dans mes rêves. Je n'étais pas à leur merci, même si j'étais incapable de faire un rêve agréable sur demande, et cette révélation m'a donné assez de confiance pour surmonter mes peurs à l'avenir. J'avais appris par moi-même ce que les chercheurs comme Michael Shredl sont maintenant en train de confirmer.

Parfois, les mauvais rêves, plus que nous hanter avec une angoisse insolvable, nous montrent quelque chose que nous devons voir, comme le trésor caché de mon rêve ou des solutions à des problèmes que nous refusons de considérer comme tels jusqu'à présent. Les cauchemars nous poussent parfois à examiner ce qui nous fait le plus souffrir. Au fil du temps, un cauchemar peut nous apparaître moins comme un monstre et davantage comme un bon ami qui a fidèlement écouté tous nos secrets et qui veut bien nous secouer un peu maintenant pour nous amener à nous regarder nous-mêmes.

Qu'il soit important d'examiner de près ce qui nous fait peur peut paraître paradoxal. La plupart de nous préfèrent fermer les yeux et fuir le danger. Avancer vers ce qui nous effraie peut sembler contradictoire, mais c'est précisément le moyen de mettre fin à de nombreux mauvais rêves. Quand vous réagissez à un rêve, vous en prenez possession pour entrer en conversation avec lui. Quand vous exposez le rêve à haute voix, l'écrivez, le dessinez ou le racontez à quelqu'un, il vous appartient. Vous possédez le rêve plutôt que l'inverse. Vous prenez les commandes et réclamez votre place légitime en tant que rêveur.

Quand nous parlons des rêves qui nous effraient, nous mettons l'accent sur nos sentiments plutôt que sur les images. Nous comprenons que les représentations de monstres, peu importe leur force, ne sont pas les sujets principaux. Comment nous nous sentons dans le rêve, comment nous nous sentons en racontant le rêve à une personne de confiance : voilà ce qui importe le plus. En accordant de l'attention au rêve, nous y appliquons le pouvoir de notre être conscient, accompagné de toutes nos facultés d'adaptation, de notre logique, de notre raison. Nous écoutons, ouverts aux leçons à assimiler.

Les cauchemars en fin de vie

Depuis le début de ce livre, j'ai donné des exemples de rêves qui posaient au rêveur un problème à résoudre plus qu'ils ne le réconfortaient. Les rêves qui présentent un bilan de vie nous font parfois revoir les événements les plus traumatisants que nous avons vécus. Les rêves de préparation rappellent au rêveur ce qui lui reste à faire et certains peuvent comporter des images terrifiantes de décomposition et de destruction physiques. Parfois dans les rêves de visite le rêveur recule devant un ami ou un parent accueillant et s'exclame : « Je n'irai pas avec toi[64] ! » Les rêves de deuil offrent parfois des images déformées des êtres que nous aimons, en pleine souffrance ou poursuivant tout bonnement leur vie sans nous.

64. Karlis OSIS et Enlendur HARALDSSON, *Ce qu'ils ont vu... au seuil de la mort*, p. 78.

Dans les cauchemars en fin de vie, les rêveurs se voient coincés, malades, perdus et parfois démembrés d'une manière vraiment effroyable. Certains se trouvent dans des situations éventuellement fatales, par exemple un écrasement d'avion, un naufrage ou un parachute qui ne s'ouvre pas. Une jeune femme qui venait tout juste d'être admise en unité de soins terminaux a rêvé que ses médecins s'éloignaient d'elle en secouant la tête, déclarant qu'ils ne pouvaient plus rien pour elle[65].

Heureusement, la plupart des cauchemars en fin de vie se modifient au fil du temps ; d'effrayants et menaçants, ils se transforment en rêves de paix et de bénédiction. La jeune femme qui a rêvé que ses médecins l'abandonnaient a continué de rêver durant tout le temps qu'elle a passé à l'unité de soins terminaux et ses rêves sont devenus progressivement de plus en plus réconfortants. Dans son tout dernier rêve, elle a perçu l'espoir d'une autre vie au-delà de celle-ci :

> *Il y avait quatre anges qui chantaient un hymne (...) Ils m'ont dit qu'ils étaient venus me chercher et que bientôt je ne souffrirais plus. Je n'avais jamais rien vu d'aussi beau*[66].

En une brève période, à partir de la fin de son traitement jusqu'à sa mort, les rêves de cette femme ont changé radicalement. D'abord, elle a reçu un message selon lequel elle ne pouvait plus espérer de guérison, puis, à la fin, elle a vu des anges disposés à l'emmener dans un bel endroit nouveau. Elle avait espoir que ses souffrances prendraient fin et la certitude qu'elle voyagerait vers la beauté.

65. Mark WELMAN, *Death and Gnosis*, appendice B.

66. *Ibid.*

Plusieurs chercheurs ont observé cette transformation des cauchemars en rêves salutaires en fin de vie[67]. Dans le chapitre 4, la psychanalyste Marie-Louise von Franz signalait deux messages également puissants livrés par les rêves en fin de vie : l'inévitabilité de la mort du corps et l'assurance que l'âme du rêveur continuera de vivre après la mort physique. Elle a remarqué que ce second message se renforçait et devenait plus fréquent à mesure que le moment de la mort approchait.

En quoi les cauchemars nous aident

Malgré la frayeur qu'ils peuvent nous faire éprouver, les cauchemars ont aussi des choses à nous enseigner. À l'instar des rêves en fin de vie dans lesquels nous trouvons espoir et réconfort, les cauchemars peuvent nous aider à comprendre et à vivre les émotions plus difficiles à ce moment de notre existence. La plupart des spécialistes sont d'avis que les cauchemars peuvent livrer des messages dans notre intérêt. Dans *Grief Dreams* [N.d.T. : Les rêves de deuil], Tina J. Wray affirme que les cauchemars sont utiles dans les trois étapes du deuil : « Ils nous aident à accepter la réalité de notre perte (...) Ils nous aident à comprendre nos divers sentiments et émotions (...) [et ils] nous aident durant le douloureux processus d'adaptation où nous apprenons à vivre dans un monde où l'être que nous aimons est absent[68]. »

Les cauchemars sont utiles pour tous ceux qui se retrouvent face à la fin d'une vie, qu'il s'agisse de la personne

67. Mark WELMAN, *Death and Gnosis ; Wright et coll.* « Meaning-Centered Dream Work with Hospice Patients: A Mixed Method Study ».

68. Tina J. WRAY et Ann BACK PRICE, *Grief Dreams*, p. 120-21.

malade, de ceux qui en prennent soin, ou de ceux qui vivent dans la peine causée par la perte. Ils nous montrent plus facilement de dures vérités que peut-être nous tenterions d'éviter. Ils nous font comprendre, maîtriser, et peut-être même dissiper les fortes émotions négatives qui menacent notre équilibre. Ils nous obligent à ne pas oublier ce que nous désirons encore et ce qu'il nous reste à résoudre. Avec nous, ils marquent notre lente procession allant de la perte et de la peine jusqu'au renouveau de notre esprit.

Ils nous aident à affronter les vérités difficiles

Tout comme cette dame qui a vu en rêve des médecins s'éloigner d'elle, certains rêves désignent directement les peurs que nous ne pouvons plus ignorer. Certains rêves de deuil se transforment en cauchemars en nous faisant revoir les pires moments de la mort d'une personne aimée. Souvent, ces rêves ne collent pas aux faits réels, mais se concentrent plutôt sur un instant qui révèle notre émotion la plus forte à la suite de ce décès et ce que nous ressentons actuellement.

Susan McCoy, la conseillère auprès de personnes ayant subi une perte traumatique, relate l'histoire d'une dame qui était partie à la recherche de son fils, s'inquiétant sans réelle raison qu'il tarde de rentrer à la maison après le travail. En route, elle est tombée par hasard sur la scène d'un horrible accident. La police avait jeté un drap sur un corps gisant en bordure du chemin. Son cœur s'est rempli d'angoisse en le voyant, car elle était sûre que c'était son fils. La police lui a ordonné de se tenir à l'écart avec les autres curieux, mais elle sentait le besoin d'agir. Elle a pris son téléphone et a composé le numéro de son fils, puis elle a entendu une sonnerie provenant de sous le drap. Elle s'est évanouie sur-le-champ.

Cette pauvre femme a rêvé pendant des mois qu'elle découvrait le corps de son fils ; elle voyait le drap, entendait le téléphone sonner. Ce même rêve revenait continuellement. Tout au long de son deuil, elle a consulté Susan McCoy qui bien souvent restait assise avec elle en silence pour assimiler l'énormité de cette perte. Dans ses rêves, cette femme revivait le pire instant de sa vie, tentant de trouver un sens à une tragédie insensée.

Les cauchemars aident les rêveurs à comprendre les traumatismes qu'ils ont subis en leur montrant à répétition les mêmes terribles événements jusqu'à ce qu'un changement s'opère en eux. C'est alors que le rêve se modifie aussi. Petit à petit, les cauchemars de cette dame l'ont amenée à accepter la réalité de cet horrible événement incompréhensible. Elle a pu ainsi surmonter sa souffrance progressivement, ayant toujours l'option de se réveiller si celle-ci devenait insupportable.

Parfois, les vérités difficiles que les cauchemars nous forcent à examiner renferment une vérité plus profonde sur le meilleur de nous-mêmes. Dans son livre *Grief Dreams,* Tina J. Wray inclut le rêve suivant qu'a fait un homme qui a vu son ami mourir du sida :

> *Mes premiers rêves d'Elliot étaient effrayants et se passaient à l'hôpital. Je revenais dans sa chambre et je le regardais dormir, terrifié de le voir cesser de respirer. Il était chauve et décharné, comme juste avant de mourir. Parfois, il mourait dans le rêve et d'autres fois il était déjà mort et*

avait les yeux ouverts quand j'entrais dans la chambre. Ces rêves étaient terrifiants, mais ils me rappelaient que j'avais été présent. J'étais resté même si j'avais souhaité être n'importe où ailleurs que dans cet hôpital. J'avais été là jusqu'à la fin[69].

Le rêve de cet homme lui rappelait le pire instant de sa vie. Au début, ces rêves le hantaient et il se demandait pourquoi ils le ramenaient à un moment aussi pénible. Pourtant, il a retenu ce rêve et l'a repassé maintes fois dans son esprit. C'est ainsi qu'il a pris conscience de sa force émotionnelle intérieure et de sa volonté d'être au chevet de son ami. Son rêve lui a donné un sentiment de fierté d'avoir été capable de rester en lien avec cette personne qu'il aimait, même dans les pires circonstances.

Ils aident à supporter les émotions fortes

En rêve les gens retournent souvent à des époques où ils se sentaient assiégés ou menacés d'un danger mortel. Ils s'éveillent avec le souvenir de traumatismes passés qui les font souffrir encore comme s'ils venaient juste de les revivre et se demandent pourquoi cette souffrance les assaille à nouveau actuellement. Le spécialiste du travail sur les rêves Ernest Hartmann soutient que ces cauchemars ne sont pas seulement des réactions aux troubles émotionnels du passé, mais qu'ils relient le rêveur à cette époque pour l'assister. Ces rêves le questionnent par rapport à ce qui l'a aidé à survivre la dernière fois et à comment il s'en est sorti, dans l'espoir qu'il puisse se rappeler ses ressources intérieures.

69. *Ibid.*, p. 121.

Les cauchemars et les mauvais rêves informent les rêveurs des peurs et autres émotions perturbantes qu'ils ne remarqueraient pas autrement. Aussi bien les cauchemars que les rêves positifs peuvent éveiller dans notre conscience toute la gamme des émotions que nous éprouvons. Une fois que nous en avons pris conscience, nous pouvons ensuite les examiner. Dans le cas du rêve rapporté au début de ce chapitre, la dame était accablée de sentiments négatifs qui entachaient son image d'elle-même en tant que mère fidèle. Le chercheur l'a aidée en « normalisant et en validant sa peur et sa colère devant la mort, tout en remettant en cause son point de vue qu'elle n'avait pas le droit de ressentir de telles émotions. À notre dernière rencontre (...) elle avait adopté une nouvelle perspective et son acceptation de soi s'était améliorée[70]. »

Dans le chapitre 2, je vous ai parlé de cette fournisseuse de soins qui se sentait débordée au travail et qui avait rêvé qu'elle coulait sur un radeau. À son réveil, elle se sentait seule et désespérée. Toutefois, ce rêve l'avait aussi amenée à réfléchir à tout ce qu'elle accomplissait et à son extrême fatigue. Jusque-là, elle n'avait pas voulu d'aide et avait insisté pour tout faire elle-même pour son mari. J'ai rencontré de nombreuses épouses attentionnées comme elle. Jamais elles n'avaient sollicité de renfort et refusaient d'admettre qu'elles en avaient besoin maintenant même si les tâches s'accumulaient. À leurs yeux, cela aurait été un signe d'incompétence ou même d'un manque d'amour de leur part. Elles se réprimandaient, croyant que si elles aimaient vraiment leur conjoint ou leur conjointe, elles n'éprouveraient pas autant de colère ou de frustration. Si leur amour était vrai, elles ne voudraient pas gaspiller la moindre minute en leur absence.

70. Scott T. WRIGHT, communication personnelle par courriel en janvier 2014.

Le rêve de cette femme lui a rappelé qu'elle pouvait se perdre si elle ne prenait pas soin d'elle. Il lui a donné l'élan dont elle avait besoin pour enfin demander de l'aide. C'était un rêve dur, direct, évident, à propos de sa détresse. Il l'a perturbée juste assez pour qu'elle accepte d'être aidée, ce qui lui a été bénéfique.

Ernest Hartmann a élaboré un excellent modèle de la façon dont les cauchemars nous aident à supporter les émotions fortes à la suite d'événements traumatisants. Les cauchemars sont provoqués par des émotions fortes, qu'ils nous poussent à comparer à celles que nous avons ressenties dans d'autres circonstances stressantes. Les rêves nous interrogent : est-ce la même colère, le même sentiment d'impuissance, la même souffrance, la même frustration ou la même peur ? Ou l'émotion diffère-t-elle d'une certaine manière ? En quoi est-ce différent, cette fois ? Nous avons l'impression que l'état de rêve s'empare de nos pires appréhensions et se met à jouer avec les images, les entremêlant et les associant à toutes les émotions négatives déjà ressenties antérieurement. Ce lien nous rappelle d'autres traumatismes auxquels nous avons survécu, ce que nous avons fait à cette époque pour endurer la souffrance, jusqu'à ce que la charge émotionnelle originale soit à la fois affaiblie et étalée sur des décennies de chocs plus ou moins graves dont nous avons réussi à nous remettre.

En fin de compte, tous les liens que nous faisons à partir de ces rêves nous font peu à peu comprendre que l'événement éprouvant que nous vivons n'est qu'un moment de plus dans notre vie, que nous finirons par traverser tout comme nous avons survécu à d'autres épreuves et traumatismes par le passé. À mesure que les liens attirent notre attention sur nos instants de survie, notre douleur se dissipe et les souvenirs de moments d'espoir et de résilience émergent. Comme le fait remarquer Ernest Hartmann, « Le nouveau traumatisme ou stress sera alors moins "singulier", moins catastrophique, plus familier (…) Autrement dit, les rêves nous calment en établissant des liens entre les événements de notre vie[71]. »

Les rêves reflètent aussi bien les forces intérieures du rêveur que sa souffrance, et c'est ce qui le guide vers la voie de sa guérison. Un homme s'est souvenu de sa loyauté et de son engagement auprès de son ami, malgré ses larmes. Au début de ce chapitre, une femme se sentait jalouse de sa fille et cette jalousie faisait naître de la culpabilité en elle. Au fil du temps, elle a trouvé la paix dans ses rêves en se rendant compte que les fortes émotions qu'elle ressentait ne niaient aucunement l'amour profond qu'elle portait à sa famille[72].

Ils nous rappellent nos affaires inachevées

Tout comme les rêves exposent nos relations avec les autres, les cauchemars mettent en évidence des liens brisés nécessitant une résolution, des sentiments peu aimables demandant à être exprimés, voire de derniers détails d'affaires requérant encore notre attention.

Tony est travailleur social en milieu hospitalier et il accompagne souvent les personnes qui entrent en unité de soins terminaux. Il est conscient que pour la plupart cette transition relève d'une décision qui changera leur vie et pourra teinter leurs rêves. Les cauchemars que les gens partagent avec lui concernent surtout des relations restées en

71. Ernest HARTMANN, *Dreams and Nightmares*, p. 123.

72. Scott T. WRIGHT, communication personnelle par courriel en janvier 2014.

suspens. Ses patients rêvent de gens qui les ont blessés par le passé ou des membres de leur famille dont ils sont séparés.

Les cauchemars incitent les rêveurs à prendre des décisions et à accomplir des gestes qu'ils remettaient peut-être à plus tard. Ils rêvent d'un enfant qu'ils ne voient plus et au réveil savent qu'il est temps de lui téléphoner pour se faire pardonner. Ils font un rêve dans lequel ils sont incapables de parler à des personnes qu'ils aiment et au réveil ont envie de mettre sur papier leurs souvenirs et les histoires de la famille au bénéfice de futures générations. Au début de ce chapitre, j'ai mentionné le rêve d'une dame dans lequel son petit-fils affirmait : « Je ne me souviens plus de grand-maman. »

D'après le chercheur, « Cette scène du rêve s'est enchaînée à une autre où elle était témoin de ses propres obsèques à une église catholique. Elle s'est éveillée dans tous ses états au milieu de la nuit et a rempli des documents relatifs à l'organisation de ses funérailles, ce qu'elle reportait à plus tard depuis des mois[73]. »

À leur façon, les mauvais rêves permettent aux personnes en fin de vie de se rendre compte qu'elles ont encore des projets et des espoirs. Elles ont encore des choses à exprimer, des torts à réparer, des relations à restaurer. Elles ont encore des responsabilités dont elles seules peuvent se charger ; des gens ont encore besoin d'elles. Un avenir illimité, voilà ce qu'elles n'ont plus, et c'est une réalité dure à avaler. La plupart de nous remettent à plus tard ce qui nous gêne, ne serait-ce que pour un bout de temps, mais c'est un luxe qui n'appartient qu'aux personnes en bonne santé. À l'approche de la mort, les affaires deviennent plus urgentes.

73. *Ibid.*

Les cauchemars en fin de vie livrent un message constant poussant les rêveurs à terminer des affaires importantes en suspens. Ce message est une paisible affirmation que ce qu'ils font, même durant leurs derniers jours, est important. Ce qu'ils disent aux personnes qu'ils aiment est encore important et leur famille veut encore entendre ces paroles, tout comme eux aussi sont encore indispensables et estimés de leurs proches. Leurs rêves, aussi bien les bons que les mauvais, donnent à leurs derniers jours une pertinence et un sens, comme rien d'autre ne le pourrait.

Ils servent de repères dans notre parcours émotionnel

La plupart des cauchemars sont imprégnés d'une merveilleuse fluidité. Ils se modifient au fil du temps, tout comme nos émotions. Ils nous servent de repères dans notre parcours émotionnel tandis que nous nous préparons à mourir ou à perdre quelqu'un que nous chérissons. Puisque les rêves sont un miroir de nos émotions, il n'est donc pas étonnant que les cauchemars soient des réactions à un nouveau paysage émotionnel.

La femme qui a découvert le corps de son fils en composant son numéro de téléphone a fait pendant près d'un an des cauchemars dans lesquels elle entendait le téléphone qui sonnait sous le drap. Ensuite, le rêve est revenu à intervalles plus espacés et son intensité a graduellement diminué à mesure que sa peine s'atténuait. Trois ans après l'accident de son fils, elle a rêvé qu'il se portait bien. Dans le rêve, il ne parlait pas, mais il la regardait avec amour, avant de se retourner et de s'en aller. Grâce à ce rêve, elle a enfin eu l'impression qu'il était en paix et qu'elle pouvait l'être aussi.

Ces rêves ont marqué son parcours émotionnel pendant ces trois années de deuil, à partir des jours où elle avait peine à parler face à cette pure tragédie jusqu'au moment où elle a finalement été capable de le croire sain et sauf. Elle a pu poursuivre sa vie, toujours en lien avec son fils, mais d'une nouvelle façon où sa peine n'était plus liée à ses derniers instants de souffrance. Elle ignore si ses rêves l'ont mise sur la voie de la guérison ou s'ils reflétaient simplement ce qu'elle éprouvait sur le plan émotionnel. Ce n'est pas ce qui compte pour elle. Ce qui lui importe, c'est que ses rêves aient entretenu son lien avec son fils jusqu'à ce qu'elle soit capable de le laisser partir en paix.

En 1995, le chercheur Mark Welman a étudié les rêves de 21 personnes à partir de leur arrivée en unité de soins terminaux jusqu'à leur mort. Il a rassemblé en tout 108 rêves, témoignages d'un parcours profondément émotionnel, évoquant au début la terreur d'une désintégration et en fin de vie la paix et la complétude.

Au début de l'étude, presque tout le monde a fait des cauchemars qui les prenaient aux tripes. Les premiers rêves montraient impitoyablement aux rêveurs que leur corps se désintégrait, se disloquait irrémédiablement, disparaissait sous leur regard horrifié. Ces rêves ne laissaient aucun doute dans l'esprit des rêveurs : leur corps était en train de mourir.

- *Je me noyais dans une mare d'eau stagnante, croupie. La puanteur était insupportable. Je détestais ça.* – Queenie

- *Je marchais dans High Street, portant mon sac à main. À l'intérieur, il y avait un rouleau de pellicule à développer (...) Je savais que cette pellicule était très précieuse, car elle contenait toutes les scènes de ma vie. Soudain, tout le sac s'est enflammé et la pellicule s'est évaporée en fumée (...) J'ai eu l'impression que toute ma vie s'envolait en une bouffée de fumée et qu'il n'en restait rien.* – June

- *Mes bras et mes jambes étaient tranchés en morceaux par des gens qui m'apparaissaient comme des cannibales (...) J'étais à l'agonie et terrifié.* – Lawrence[74]

Ces premiers rêves sont manifestement des cauchemars. Ils offraient aux rêveurs une vision persistante de leur anéantissement physique ultime et beaucoup d'entre eux se sont réveillés le cœur battant. Comme l'écrit Marie-Louise von Franz, rien ne pouvait être plus clair dans ces rêves : le corps se détériore et meurt, prend feu, devient poussière, puis s'évapore et nous n'y pouvons rien. Pour les rêveurs, la seule issue consistait à se réveiller. D'autres rêves initiaux de cette étude comportaient des images de bris mécaniques, d'écrasements d'avions, de médecins s'éloignant en secouant la tête, de funérailles et de tombeaux.

Cependant, au moment des derniers rêves, la totalité des 21 participants rêvait de paix, de plénitude et d'aide pour entreprendre l'étape suivante. À mesure que la mort approchait, leurs rêves reflétant leurs pires craintes se transformaient pour illuminer leur espoir.

Queenie, qui avait rêvé qu'elle se noyait dans des eaux croupissantes, a fait un rêve à la fin dans lequel son père décédé lui venait en aide : « *Je flânais dans un lieu quelconque (...) Mon père est arrivé, m'a vue et m'a emmenée. J'ignorais où nous allions, mais j'étais contente de le suivre.* »

74. Les rêves de Queenie, June et Lawrence sont tirés de Mark WELMAN, *Death and Gnosis*, p. 255.

June, qui avait rêvé que les images de sa vie se consumaient, rêvait maintenant que ses parents lui prêtaient assistance : « *J'étais dans une belle chapelle et j'ai aperçu mes parents [tous les deux décédés] qui priaient pour moi. Ils semblaient très amoureux, heureux et bien portants (...) Nous nous sommes embrassés et ils m'ont dit que je pourrais toujours compter sur eux, comme à l'époque où ils étaient vivants, et que bientôt nous serions tous réunis.* »

Les rêves de Lawrence se sont transformés, de la terreur d'être démembré à la paix finale absolue : « *Je tenais une belle colombe. Je me suis rendu compte, même si je rêvais, que c'était un symbole de paix (...) que j'étais prêt à mourir maintenant.* »

Tout comme les premiers cauchemars mettaient l'accent sur la décrépitude du corps de manière évidente, les derniers rêves montraient tout aussi clairement que l'esprit du rêveur demeurerait intègre, intact malgré la déchéance physique. Souvent dans ces derniers rêves, un ange ou un être cher vient guider les rêveurs vers un nouvel endroit magnifique et ils ressentent la paix, l'acceptation et l'anticipation. Il y a de la lumière et une conviction sous-jacente, inébranlable, que la vie continue au-delà du règne physique.

Dans le cadre de mon travail, j'ai surtout rencontré des personnes qui se trouvaient dans les dernières semaines de leur vie. Malgré les grands bienfaits des centres de soins terminaux où l'accent est mis sur le bien-être jusqu'à la fin de la vie, la plupart des gens hésitent encore à accepter ce genre de services avant d'en avoir absolument besoin. L'admission dans un centre de soins terminaux suppose que nous avons accepté qu'il n'y ait plus d'espoir d'être traités et de guérir – une décision difficile et pénible pour la plupart d'entre nous. En conséquence, bien des gens n'acceptent les services offerts par ces centres qu'à leurs dernières semaines de vie, parfois même à leurs derniers jours.

Je me demande maintenant si les rêves réconfortants qu'ils m'ont racontés ne reflètent pas non seulement leur préparation en vue de la vie qui prend fin, mais peut-être aussi le moment propice de notre rencontre. Il est fort possible que j'aie entendu leurs rêves finaux d'acceptation et de paix sans avoir pris connaissance de leurs luttes antérieures contre leurs cauchemars.

Les chercheurs du Center for Hospice and Palliative Care ont fait la même constatation dans leur récente étude au sujet des rêves des patients de centres de soins terminaux. Les personnes visitées à domicile – encore capables de s'occuper d'elles-mêmes de manière autonome – ont fait part de plus de rêves troublants que les clients d'unités de soins terminaux. Voici ce qu'ils en disent : « Les personnes de l'étude [profitant de soins à domicile] faisaient souvent des rêves désagréables caractérisés par une sensation de tension. En théorie, cela soutiendrait l'hypothèse selon laquelle (...) les patients de centres de soins terminaux moins proches de la mort (...) étaient plus susceptibles de faire l'expérience de rêves perturbants[75]. »

Mark Welman a également travaillé avec des personnes qui venaient tout juste de terminer un traitement dans un centre anticancéreux et d'être admises dans une unité de soins terminaux. Elles venaient d'apprendre qu'on ne pouvait plus rien pour sauver leur vie. Elles devaient trouver une façon d'accepter le pronostic des médecins et affronter ce contre quoi elles se battaient depuis longtemps.

75. Scott T. WRIGHT *et coll.* « Meaning-Centered Dream Work with Hospice Patients: A Mixed Methods Study », p. 27.

Il m'apparaît clairement que les participants à ces deux études accordaient beaucoup d'importance à leurs rêves, les étudiant pour mieux comprendre ce qu'ils éprouvaient. Leurs rêves reflétaient leur parcours émotionnel vers la mort, tout en les soutenant également. En reconnaissant et en acceptant les cauchemars comme une saine réaction au stress de la mort, les rêveurs tiraient des leçons de leurs rêves qui, conséquemment, se modifiaient au fil du temps.

Comment écouter les cauchemars

Il est toujours possible de réagir même aux rêves les plus horribles avec cette simple attention consciencieuse que nous accordons aux autres songes. Les rêveurs ont un avantage lorsque quelqu'un de confiance veut bien écouter leurs rêves et poser des questions sur les sentiments et les significations qu'ils y perçoivent eux-mêmes. Michele Chaban, professeure de service social, pose les mêmes questions, qu'il s'agisse de rêves agréables ou de cauchemars. Ses questions portent principalement sur les sentiments et les descriptions du rêveur : « Qu'est-il arrivé ? Comment vous êtes-vous senti ? Que racontait ce rêve ? » Si le rêveur ne sait comment interpréter son rêve, elle s'empresse de préciser qu'elle non plus : « Je l'encourage à réfléchir à son rêve et à le retenir, en m'en tenant à ses descriptions, en le questionnant sur cette expérience avec émerveillement et curiosité plutôt que du haut de mon savoir. »

Il n'y a pas d'urgence à analyser ou à oublier le rêve, qui ne nécessite qu'une observation attentive et respectueuse. Comme le dit Michele Chaban : « J'apprends aux gens à retenir [leur rêve], non pas à l'analyser, à le juger, mais simplement à le décrire. En le retenant et en y réfléchissant, peut-être pourront-ils amadouer le côté monstrueux qui surgit d'eux, sans nécessairement le dompter, sachant que je les accompagne dans cette expérience. » Dans cette approche de l'écoute sans jugement, les rêves demeurent rassurants malgré leur puissante imagerie. Les monstres sont toujours effrayants, mais ce sont les nôtres et ils nous sont bénéfiques d'une manière ou d'une autre.

Puiser un sens

Monique Séguin, l'infirmière auxiliaire, nous parle du cas d'une dame âgée en centre de soins terminaux qui faisait un cauchemar et craignait donc de s'endormir. Elle réclamait des médicaments auprès des infirmières pour l'aider à dormir sans faire de rêves, mais sa peur demeurait. Monique Séguin lui a demandé si elle accepterait de raconter ce rêve, ce qu'elle a fini par accepter. Dans son rêve, elle tentait d'enfoncer un épi de maïs dans le pénis d'un homme.

Cette image pénible, impossible et perturbante, la mettait à bout de nerfs. Elle voulait éviter de faire un autre rêve comme celui-là et se disait prête à ne plus jamais dormir pour s'en assurer. Monique Séguin a demandé à la dame si cette image lui rappelait quelque chose qui s'était produit au cours des derniers jours. Oui ! Elle lui faisait penser à un vieil ami qui lui avait rendu visite la veille, avec qui elle s'était disputée et qui avait refusé d'entendre son point de vue. Honnêtement, a-t-elle dit, sa colère s'éveillant à nouveau, se disputer avec lui, c'était comme… Sur ce, elle a éclaté de rire. *Oh*.

Soudain, elle a compris que son rêve lui avait fourni une image parfaite de sa frustration, que ce qu'elle avait pris pour un cauchemar était en fait un rêve positif correspondant à ses sentiments et les lui reflétant fidèlement tel un bon ami. N'étant plus une hantise pour elle, ce rêve lui donnait une autre vision de sa conversation avec son ami. Cette compréhension nouvelle a éliminé sa peur de faire un autre rêve semblable et dès lors elle a pu s'endormir sans médicaments.

Le travail sur les rêves orienté sur la recherche de sens s'appuie sur l'idée que si nous comprenons ce que le rêve tente de nous livrer, dès lors nous n'avons plus besoin d'un autre rêve nous offrant ce même message. Quand cette femme a compris ce que son rêve lui indiquait, elle ne craignait plus de faire un autre cauchemar. De sa nouvelle perspective, elle pouvait se concentrer directement sur ses sentiments envers son ami.

De nos jours, le travail sur les rêves, qu'il soit offert dans le cadre d'une thérapie ou d'un groupe de soutien dirigé par l'un des membres, est orienté sur la recherche de sens. Les gens racontent leurs rêves et parlent des sentiments qu'ils éprouvent, des messages qu'ils reçoivent et du sens que tout cela prend. Comme l'explique le spécialiste des rêves et auteur Jeremy Taylor, les rêveurs recherchent une sorte de révélation, ce moment où il se produit un déclic dans leur esprit et leur cœur et qu'ils s'exclament : « Voilà ce que ça veut dire ! »

Bien des rêveurs jugent utile de prêter attention aux rêves pour la lumière qu'ils jettent sur leurs préoccupations quotidiennes, mais il n'est pas nécessaire de trouver un sens à tous les cauchemars pour qu'ils se résolvent calmement. Certains cauchemars, qu'ils proviennent de peurs réelles ou non, nous poussent à y donner suite.

Donner suite au rêve

L'acte posé pour donner suite à un rêve peut être aussi simple que d'allumer une bougie, de réciter une prière, de mettre le cauchemar sur papier ou de le raconter à une personne en qui nous avons confiance. Cet acte ne changera peut-être pas les circonstances de notre vie éveillée, mais en le posant nous rendons hommage à nos sentiments et au rêve en tant que source chargée de sens. Quand nous réagissons concrètement à un rêve, nous reconnaissons à la fois son importance et celle de notre monde intérieur.

Fiona Martins, l'infirmière en unité de soins terminaux à Toronto, a déjà travaillé avec une dame qui prenait soin de son mari. Cette femme faisait un cauchemar récurrent dans lequel son mari était accidentellement brûlé vif. Chaque fois, « on » le mettait dans un cercueil et l'enterrait, mais il n'était pas mort. Il se réveillait et frappait contre le couvercle du cercueil sans pouvoir sortir et elle le voyait mourir d'asphyxie.

Ce rêve la terrifiait. Il existe tellement d'histoires et de légendes populaires à propos de telles tragédies qu'elle se demandait si ce genre d'erreur était encore possible. Elle s'inquiétait de tuer accidentellement son mari en cessant trop vite les soins. Quand il est finalement mort, elle a décidé de tenir compte de l'avertissement contenu dans son rêve. Elle a attendu près de 14 heures avant de rapporter son décès à qui que ce soit – une longue période de temps dans un centre de soins terminaux. Elle avait besoin d'être plus que certaine qu'il ne lutterait pas pour revenir.

À l'arrivée de Fiona Martins, la dame a tenté de s'excuser en disant qu'elle se sentait ridicule, mais Fiona Martins l'a amenée à comprendre qu'il était important de respecter l'avertissement du rêve. Voici ce qu'elle lui a dit : « Cela vous a réconfortée. Vous l'avez gardé assez longtemps pour vous assurer qu'il ne respirait plus, ne bougeait plus, et ainsi vous avez su qu'il était vraiment parti. S'il vous a fallu tout ce temps, qui suis-je pour vous contredire ? Vous avez bien agi. » Fiona Martins savait que le besoin de cette dame venait de ses cauchemars et comprenait que de tels rêves devaient être respectés. « Si ma cliente a eu besoin de garder le corps de son mari auprès d'elle aussi longtemps, il n'y a pas de problème. Nous devons être très ouverts à tout ce qui peut aider les membres d'une famille et éviter de porter des jugements. »

Fiona Martins a pris le rêve au pied de la lettre sans essayer de l'analyser ni d'amener cette femme à y trouver un message sous-jacent. La vie d'un être cher qui prend fin est en soi un moment suffisamment précieux et suffisamment déterminant dans la vie d'une personne. Toute forme d'interprétation soi-disant utile aurait pu être perçue comme une réduction de la peur très réelle qu'avait cette femme d'enterrer son mari trop tôt. Son rêve lui disait qu'elle devait être sûre, très sûre, et d'attendre jusqu'à ce qu'elle soit convaincue que rien d'autre ne pouvait arriver.

Fiona Martins a soutenu cette femme dans ce que certains appelleraient « un geste de désespoir irrationnel », alors que d'autres y verraient clairement un rituel de sûreté. Son geste lui a apporté un sentiment de paix et de conclusion qu'elle n'aurait sans doute pas trouvé autrement. Imaginez que l'infirmière l'eût obligée à composer avec sa peur de manière plus rationnelle en appelant le médecin avant qu'elle soit prête émotionnellement. Le doute l'aurait peut-être harcelée durant des années. L'inciter à surmonter sa peur, même dans une bonne intention, aurait pu accroître sa souffrance et sa peine.

Changer le rêve

Les gens trouvent souvent une solution à leurs cauchemars en les réinventant, soit à l'état de veille ou à partir d'un nouveau rêve. Réinventer un mauvais rêve s'effectue de la même façon que réinventer une conversation réelle qui a mal tourné. Nous répétons en marmonnant et rejouons plusieurs fois l'interaction qui nous a bouleversés en modifiant notre partie, jusqu'à ce que nous nous sentions prêts pour la prochaine fois. Nous saurons quoi dire. *Ce que j'aurais pu dire… Ce que j'aurais dû dire ? La prochaine fois je ne serai pas si timide [insistant, condescendant, effrayé]. La prochaine fois, je me tiendrai debout [écouterai plus attentivement, préciserai mes limites].* Nous savons qu'une prochaine fois identique risque peu d'arriver, mais notre répétition nous donne l'impression d'être mieux ancrés dans ce que nous souhaitons être. Nous nous exerçons et nous sentons plus sûrs de nous à l'idée d'une future conversation exigeante.

Les cauchemars peuvent parfois se résoudre avec la même méthode. Ici, il s'agit moins de puiser un sens dans le rêve que de le retravailler tout comme nous le faisons avec des conversations antérieures. Tony, le travailleur social en milieu hospitalier, invite souvent les rêveurs à examiner leurs cauchemars présentant des relations haineuses ou néfastes de la perspective de leur situation actuelle, un peu comme Monique Séguin leur demande ce que leur rêve leur rappelle du présent. Il croit fermement que les visites cauchemardesques de la part d'ennemis décédés depuis longtemps n'ont pas pour but de faire du mal aux rêveurs, mais plutôt de les aider à faire face au présent. Souvent, il leur demande d'imaginer à quoi ressemblerait une solution pacifique à cette relation : « La personne [de votre cauchemar] n'est plus là, mais si vous pouviez faire quelque chose maintenant, qu'est-ce qui faciliterait votre relation ? » Il les encourage à imaginer une nouvelle relation et à s'exercer à prononcer à haute voix les paroles qui doivent être dites.

Notre esprit rêveur nous incite à reconnaître ce que nous souhaitons le plus éviter et nous donne ensuite les images qui nous permettent de prendre conscience de nos émotions et de les comprendre. Il n'est pas nécessaire d'entreprendre une psychothérapie pour déchiffrer nos rêves. La plupart du temps, il suffit d'avoir un ami qui veut bien nous écouter parler des images de notre rêve. Quand nous examinons de près les cauchemars qui nous effraient, souvent nous découvrons des alliés ayant pris l'aspect de monstres ou encore un appui sous la forme d'un défi.

Les cauchemars qui arrivent durant un deuil apportent une forme de soutien supplémentaire souvent négligée. Aussi pénibles qu'ils puissent parfois être, la plupart aident les personnes endeuillées à se sentir en lien avec l'être cher disparu. Les personnes en deuil ont parfois l'impression de subir une autre perte quand leurs cauchemars finissent par disparaître. Ces images étaient peut-être difficiles, mais leur offraient une chance de voir et d'entendre à nouveau l'être aimé. Même les cauchemars et leurs images pénibles peuvent nous faire sentir que notre âme est liée à celle de nos chers disparus.

Résumé du chapitre

Tout comme dans le cas des rêves de préparation et de deuil, les cauchemars ne sont pas définis par une image précise, mais par l'effet émotionnel qu'ils produisent sur nous. Certains d'entre nous s'éveillent de ces rêves de destruction sans la moindre inquiétude, alors que d'autres se sentent hantés par des rêves dans lesquels se déroulent des événements inoffensifs. Comme la beauté, le pouvoir des cauchemars réside dans l'œil du spectateur.

Les cauchemars jouent un rôle important dans notre vie. Ils nous aident à assimiler les dures vérités et nous offrent la chance d'accueillir les émotions négatives fortes. Ils peuvent nous rappeler ce qu'il nous reste encore à faire et à accomplir. Enfin, ils nous amènent à prendre conscience de notre parcours émotionnel au fil du deuil.

Les cauchemars se modifient quand nous trouvons le courage de les affronter, ce que nous pouvons faire en nous y attardant avec attention. Certains rêveurs y cherchent un sens ; d'autres donnent suite au message qu'ils y ont perçu ; d'autres encore par l'intermédiaire de leur imagination changent les images à l'état de veille. Ce ne sont que quelques façons d'interagir avec nos cauchemars, vus comme faisant partie de nous.

Parlons de rêves

- Comment réagissez-vous aux rêves qui vous effraient ?

- Avez-vous déjà parlé d'un cauchemar à une personne en qui vous avez confiance ? Qu'est-il advenu du cauchemar après cette conversation ?
- Un rêve effrayant vous a-t-il déjà motivé à accomplir un acte quelconque ? Qu'avez-vous décidé de faire ?

Chapitre 8

Un univers en expansion

Ce chapitre est consacré à toutes les expériences qui ne peuvent en théorie être qualifiées de rêves, parce qu'elles ne se produisent pas durant le sommeil. Ces expériences se rapportent à la fin de la vie et ont beaucoup en commun avec les rêves importants que nous faisons à cette période de notre existence. Leur puissance émotionnelle réside dans le sens que nous en tirons. L'événement concret peut être assez simple et ordinaire, mais le sens que prend l'expérience peut se répercuter tout au long de la vie. Ces expériences sont tout aussi importantes que nos rêves les plus intenses ayant marqué un tournant de notre existence. Ce sont des instants qui nous rappellent que nous ne sommes pas seuls, même si notre vie se poursuit en l'absence des personnes que nous avons aimées. Il suffit de leur accorder notre attention et notre confiance. Ce qui n'est pas toujours facile, malheureusement.

Plusieurs mois après le décès de mon père, ma belle-mère, Judy, m'a dit qu'un soir elle avait fortement perçu sa présence. Pendant un moment intense elle a senti qu'il la touchait, l'étreignait, et elle a su qu'il veillait sur elle et l'aimait, même si elle ne le voyait pas. Cela a énormément apaisé son deuil. Elle s'est sentie aimée et accompagnée :

«J'étais si heureuse de sentir ses bras autour de moi, sa chaleur, son souffle.»

Elle sentait... puis elle s'est interrompue en milieu de phrase et rejeta tristement le sentiment comme un vœu pieux. «Ce n'était pas réel», a-t-elle dit. Une amie bien intentionnée lui avait expliqué que sa peine l'avait amenée à imaginer la présence de mon père parce qu'elle n'avait tout simplement pas encore accepté la réalité de sa mort. Elle prenait ses désirs pour des réalités. À présent, elle m'avouait bien malgré elle que cette sensation n'avait sans doute été qu'un moment de faiblesse et qu'elle avait certainement assez de jugement pour ne pas croire à cette paix qu'elle avait ressentie. Elle savait que sa vie n'était pas paisible. Pourtant, elle s'est accrochée à cet instant de paix et de réconfort pendant des semaines, tour à tour racontant cette histoire et la niant du même souffle, en quête de validation tout en s'efforçant de ne pas paraître stupide.

La conscience est en fluctuation en fin de vie. La mort est une expérience qui modifie notre psychisme et les changements de perception qui en découlent peuvent s'avérer aussi puissants et importants pour notre guérison que n'importe quelle autre expérience de la vie. De nos multiples préoccupations et obligations, notre vie est maintenant réduite à une chambre unique, un moment unique, et ainsi chaque instant se charge subtilement de l'urgence que commande la fugacité. Le temps devient plus précieux en raison de sa fragilité. Durant ces ultimes semaines et mois qui défilent rapidement, tout le monde — la personne en fin de vie, les fournisseurs de soins, la famille et les amis — est invité à porter un regard attentif sur ce que signifie vivre dans la conscience.

Quand nous nous éveillons davantage à notre présent, notre conscience s'accroît. Elle assimile plus de détails et établit plus de liens entre nos émotions et le monde qui nous entoure. Nous commençons à percevoir dans notre vie personnelle et le monde physique des tendances qui se recoupent que nous n'avions jamais remarqué auparavant, des liens et des modèles qui presque toujours nous réconfortent. Ces expériences inhabituelles en fin de vie se classent grosso modo en cinq catégories :

- La prédiction du moment de la mort
- Le moment de la mort rendu visible
- Les derniers adieux à distance
- Les petits événements porteurs de sens personnel
- Une touche affectueuse, un parfum familier

Ces liens ont surpris et rendu perplexes bien des gens qui ne les avaient pas prévus. Les personnes qui ignorent qu'il s'agit d'expériences humaines courantes les dissimulent souvent par crainte de passer pour fous.

Michele Chaban souhaitait mieux soutenir ses clients lorsqu'elle travaillait avec des enfants en fin de vie. En unité de soins palliatifs, elle enseignait à ses patients et à leur famille à s'attendre à voir ces nouveaux modèles et liens, et les aidait à voir ces expériences comme normales et utiles. Grâce à ses explications, ses patients et leur famille sentaient qu'ils avaient une emprise sur leur monde intérieur, qu'ils comprenaient mieux.

> Nous donnions aux gens les outils langagiers pour parler de la fin de la vie et de la mort par l'intermédiaire des relations, des rêves, de l'imagination, de tout ce qui relevait de la [conscience] hors de l'ordinaire. À mesure qu'ils s'exerçaient à prendre conscience et à parler de leurs expériences subjectives, ils ont commencé à s'ouvrir de plus en plus à leurs perceptions et intuitions [inhabituelles]. Elles leur semblaient plus apaisantes qu'effrayantes[76].

Les jeunes patients de Michela Chaban et leur famille se sentaient à la fois réconfortés et curieux parce qu'elle les avait aidés à comprendre ce qui se passait. Au fil du temps, Michela Chaban a remarqué que les membres des familles finissaient par être suffisamment à l'aise pour parler entre eux de ces expériences insolites. « En discutant, ils ont constaté qu'il arrivait souvent qu'ils passent un appel au poste de soins infirmiers à la suite d'un rêve et qu'une infirmière leur réponde qu'elle "était sur le point de leur téléphoner, car quelque chose venait d'arriver". » Puisque Michele Chaban leur avait dit à quoi s'attendre, ces familles trouvaient dans ces liens une profonde satisfaction au cœur de leur souffrance et de leur peur.

La prédiction du moment de la mort

Dans tout centre de soins infirmiers, hôpital et unité de soins terminaux où j'ai travaillé, les infirmières et les travailleurs sociaux racontent avec émerveillement des histoires de personnes qui semblaient connaître ou choisir le moment

76. Entrevue téléphonique avec Dr Michele Chaban, en novembre 2012.

de leur mort. Une infirmière m'a décrit le cas d'une pensionnaire d'un centre de soins infirmiers, dont l'état de santé lui avait permis de passer un week-end dans sa famille. Son poids avait augmenté régulièrement et elle avait repris des forces depuis deux mois. Elle avait hâte de retourner chez elle. Puis elle a fait une chose étrange.

Juste avant de partir, elle a serré la main de tous les membres du personnel et a remercié chacun pour leurs bons soins. L'infirmière a rigolé : « Nous vous reverrons dans quelques jours », a-t-elle dit. Mais la dame s'est contentée de sourire en secouant la tête. « Je ne reviendrai pas », a-t-elle dit. Le lundi, quelqu'un de sa famille a téléphoné pour annoncer au personnel qu'elle était décédée dans son sommeil tôt ce matin-là.

Tout le monde était stupéfait. La visite s'était admirablement passée ; elle paraissait heureuse et énergique avant de se mettre au lit le dimanche soir. Elle ne s'est tout simplement pas réveillée le lundi matin. Personne n'avait prévu ça, sauf la dame elle-même. Pendant des semaines, en racontant cette histoire, le personnel du centre de soins infirmiers se demandait : « Comment pouvait-elle savoir ? »

Bien sûr, pensez-vous, ne devrions-nous pas tous savoir quand notre corps meurt ? J'ai longtemps travaillé en centre de soins terminaux et je peux affirmer avec certitude qu'il n'est pas du tout courant de prédire le jour précis du décès. C'est autre chose que d'espérer vivre un autre anniversaire ou un mariage. La plupart des médecins et des infirmières en centres de soins terminaux refusent de prédire le temps qu'il reste à vivre, même quand leurs patients le leur demandent, parce qu'il n'existe aucune méthode fiable pour déterminer une telle date. Ils annoncent à la famille que le patient a six mois à vivre et deux semaines plus tard, contre toute attente, le cœur lâche. Ils annoncent à la famille que la personne mourante, privée d'eau, ne vivra que quelques jours encore, et les proches passent une autre semaine atroce au chevet de l'être cher. Il y a des signes assurés qu'une personne mourra dans quelques heures, mais un état de santé permettant de passer le week-end à la maison n'en est pas un. Voilà comment les choses se passent habituellement en fin de vie.

Ainsi, quand quelqu'un semble connaître le moment de son départ, nous le remarquons. Parfois, les visiteurs dans les rêves prédisent la mort imminente des rêveurs. Un parent décédé depuis longtemps attend de les accueillir à bras ouverts, les rassurant qu'ils seront bientôt à nouveau réunis. Une dame a fait un tel rêve dans lequel un prêtre catholique de sa région, qui avait été tué dans les années 1960, est venu la consoler.

Elle a confié à l'intervieweur que le père Sean lui avait promis qu'elle mourrait exactement dans sept jours. « Il m'a dit à la fin de la semaine : "Je vais mourir dans sept jours". » Dès lors, elle s'est sentie calme et a attendu patiemment que les sept jours passent. Au cours de la semaine, elle a subi deux épreuves imprévues sur le plan médical – un accident vasculaire cérébral mineur et une période d'essoufflement – et chaque fois elle s'est rétablie. Précisément sept jours après le rêve, elle est morte[77].

Les membres du personnel médical qui s'occupaient d'elle, ayant suffisamment confiance en la médecine moderne pour y consacrer leur vie professionnelle, se sont demandé comment un rêve pouvait en savoir davantage qu'eux sur

77. Pei C. GRANT, Rachel M. DEPNER et Scott T. WRIGHT, communications personnelles, Center for Hospice and Palliative Care, Buffalo, New York, 2013.

l'instant de la mort du corps. Ils se sont interrogés un moment, pas seulement sur leur patiente, mais aussi sur le père Sean. Son image était-elle un souvenir fragmenté des décennies précédentes mis au jour par le stress d'une mort imminente ? Le père Sean était-il réellement venu d'un Au-delà où la date de la mort de cette dame était non seulement prédite ou devinée, mais bel et bien connue ?

De tels récits procurent aux personnes en deuil un apaisement émotionnel. La façon dont le rêve de cette dame l'avait mise en lien avec sa mort subséquente a fourni à sa famille et à ses dispensateurs de soins une nouvelle manière d'évoquer sa vie et son décès. La fin de sa vie n'était plus seulement une période de souffrance, d'épreuves médicales multiples, mais aussi un temps où elle avait connu un calme et une sérénité inattendus. Pour sa famille et tous ceux qui l'avaient soignée au cours de ces sept jours, c'était un mystère. Sa mort n'était plus une souffrance inutile et prenait un sens plus profond, comme si on lui avait offert (peut-être) un aperçu d'un esprit universel aimant et chargé de sens. Cette visite rêvée n'a pas changé son état physique, mais a apporté du sens et a ainsi apaisé la souffrance émotionnelle qu'elle et sa famille ressentaient.

Le moment de la mort rendu visible

Les membres de la famille voient parfois une lumière dans la chambre de la personne aimée au moment de sa mort. Un rayon de soleil émerge entre les nuages et la pièce s'éclaire soudainement sans que personne ait touché un interrupteur, ou encore une lumière apparaît tout à coup près du corps de l'être cher. De nombreuses personnes ont affirmé avoir vu des éclats de lumière s'échapper du corps par la bouche, la poitrine, la tête et parfois les pieds. Comme si l'âme, ou la lumière, devenait momentanément tangible, se fondant dans une forme opaque et visible. Une dame a parlé de lumière et de musique en des termes paradisiaques, ses impressions disparaissant aussitôt que l'infirmière lui a touché le bras :

> *Une lumière très vive émanait de la poitrine de mon mari et, à mesure qu'elle s'élevait, j'entendais une belle musique et des voix qui chantaient. Mon cœur semblait déborder d'une joie infinie et j'avais l'impression qu'il allait se soulever aussi pour rejoindre cette lumière et cette musique. Soudain, une main s'est posée sur mon épaule et une infirmière a dit : « Désolée, ma chère dame, il vient de s'éteindre. » La lumière et la musique ont cessé et je me suis sentie démunie et abandonnée*[78].

Ces expériences sont comme des rêves de visite éveillé, sauf que maintenant c'est la famille qui s'émerveille de leur beauté. Durant un bref instant, les familles sont témoins d'un phénomène extraordinaire incompréhensible. La lumière projette souvent un afflux de chaleur, d'amour et de compassion avant de disparaître.

Il est difficile de savoir à quelle fréquence cette lumière ou cette musique inexplicables se produisent au moment de la mort, car peu de gens se sentent à l'aise d'en parler. Dans une étude, des chercheurs ont interrogé des infirmières de plusieurs centres de soins terminaux sur ce qu'elles avaient

78. Peter FENWICK, Hilary LOVELACE et Sue BRAYNE, « End of Life Experiences and Their Implications for Palliative Care », *International Journal of Environmental Studies*, n° 64, 2007, p. 317.

vu à l'approche de la mort de leurs patients. Près d'un quart d'entre elles ont témoigné avoir vu une lumière autour de la personne au moment de son décès. Voici ce que raconte l'une d'elles : « Quand ma mère est décédée, une lumière étonnante est apparue (...) et a éclairé toute la pièce[79]. »

Phénomène plus rare, les visiteurs des rêves de visite deviennent parfois visibles sous une forme physique aux personnes présentes dans la pièce. Dans le cadre de la même étude, les chercheurs ont rencontré un aumônier qui a été témoin d'une telle visite. Il est entré dans la chambre d'une patiente et a vu ce qu'il ne pouvait décrire que comme un ange, assis au pied du lit de la dame en fin de vie. Cette femme paraissait tendue, et quand il s'est enquis de la raison de son anxiété, elle a avoué qu'elle voyait quelqu'un assis sur son lit et craignait d'être en train de perdre la tête. Quand il lui a dit qu'il voyait aussi cette personne, elle s'est détendue. Voici ce qu'il a confié plus tard aux chercheurs :

> Cette femme n'avait pas de famille. Voilà pourquoi je me demande si d'une manière ou d'une autre nous n'obtiendrions pas ce dont nous avons vraiment besoin. Elle n'avait personne : quelqu'un est donc venu pour [l]'accompagner[80].

Quand une autre personne est témoin de telles visites, nous ne pouvons plus parler d'événements imaginés. Ces expériences font plutôt partie d'une catégorie qui n'a pas encore

79. Peter FENWICK, Hilary LOVELACE et Sue BRAYNE, « Comfort for the Dying: Five Year Retrospective and One year Prospective Studies of End of Life Experiences », *Archives of Gerontology and Geriatrics*, nº 51, 2009, p. 4.

80. *Ibid.*

de définition acceptable dans la culture occidentale moderne. Même si elles se produisent rarement, elles incitent tous les témoins à réexaminer leurs croyances sur la vie et ce qui s'ensuit.

Les derniers adieux à distance

Il arrive que les proches et les amis qui ne peuvent être au chevet de la personne mourante sachent à quel moment elle est décédée, sans en avoir été informés. En temps de guerre, cela devient plus courant. Les membres des familles de soldats s'éveillent d'un rêve où ils ont fait leurs adieux et découvrent par la suite que leur proche est décédé au cours des mêmes heures. Une mère se réveille au milieu de la nuit et entend son fils qui l'appelle ; une semaine plus tard, elle reçoit la nouvelle qu'il est mort cette même nuit. Un père tourne le coin d'une rue et voit son fils qui marche vers lui, le saluant de la main avant de disparaître de sa vue, et à son retour à la maison un militaire lui apprend son décès.

Les gens sentent parfois la présence de l'être cher, comme mon amie Patricia le soir de la mort de son grand-père. Elle n'avait pu retourner dans sa ville natale pour le voir et avait pensé à lui en revenant à la maison après le travail :

> *Arrêtée à une intersection avant un virage à gauche, elle a soudain fortement senti qu'il était avec elle à cet instant précis, heureux et débordant d'amour pour elle. Elle a senti sa chaleur et a su avec certitude qu'il était mort. À son arrivée chez elle, un message de sa mère l'attendait, lui annonçant son décès.*

Ces visites et ces rêves précisément au moment de la mort procurent à la personne endeuillée un sentiment d'appartenance et de proximité. Les personnes en deuil n'ont pas besoin d'interpréter ces expériences ni de leur donner un sens complémentaire pour qu'elles leur soient bénéfiques. Elles savent qu'elles ont reçu un cadeau rare et la plupart retiennent ces moments comme un trésor précieux. Pour elles, cela signifie que l'être cher disparu a voulu communiquer avec elles à un moment crucial, élevant leur amour à un pouvoir transcendant la mort physique.

Les petits événements porteurs de sens personnel

La *synchronicité* selon le psychiatre suisse Carl Jung, disciple de Sigmund Freud, se définit comme un événement ordinaire qui prend soudain un sens nouveau intense en raison de son lien avec la vie émotionnelle d'un l'individu. Pour toute autre personne, l'événement paraît aléatoire, sans conséquence, mais pour l'individu qui en fait l'expérience il semble fortement lié à un sens profond. Les moments de synchronicité surviennent souvent immédiatement avant ou après le décès ou durant les mois de deuil intense qui lui succèdent. Ils illuminent notre lien émotionnel au monde et nous donnent le sentiment d'être soutenus au cœur de notre perte déchirante.

Quelques mois après la mort de sa conjointe, mon amie Lee a vécu ce genre d'expérience. Elle marchait en direction de sa voiture par un après-midi d'automne, se sentant seule et désespérée. Elle espérait un signe l'informant que Paula était bien et qu'elle pourrait survivre à ce deuil.

Ordinairement, elle ne croyait pas trop aux signes, mais un deuil est-il une situation ordinaire ? Voici comment elle en parle :

> *Soudain, j'ai levé les yeux vers le ciel et me suis exclamée : « Si seulement j'avais un signe, une façon de savoir que je te retrouverai, une promesse. » J'ignore si je me suis exprimée à voix haute ou dans mon cœur, mais au même instant une feuille d'érable jaune d'une forme parfaite s'est détachée de sa branche, très haut au-dessus de moi. Captant les derniers rayons de soleil, elle brillait en voletant doucement vers moi. J'ai tendu la main, comme nous le faisons quand quelqu'un veut nous remettre quelque chose, et la feuille est venue s'y poser directement. Je n'ai pas eu à faire le moindre geste.*

Il n'est pas rare qu'une feuille tombe sur une personne qui marche sous un arbre ou d'en voir une se détacher sous un coup de vent. Toutefois, Lee avait demandé un signe et jamais auparavant elle n'avait vu de feuille se soulever dans le vent et descendre pour atterrir doucement dans sa main. Cette feuille lui paraissait comme une réponse à sa peine et à son désir, comme si Paula lui avait envoyé une bouffée d'amour qu'elle pouvait encore sentir dans sa main. Cette feuille représentait l'espoir et la promesse qu'elle était accompagnée dans son deuil.

Au moment de la mort, des animaux font parfois des apparitions inhabituelles et chargées de sens. Un oiseau chanteur – une espèce favorite de la personne décédée – vient se poser sur le bord de la fenêtre à l'extérieur de la chambre à coucher ou réussit curieusement à se faufiler dans la maison. Les aigles et les faucons tournoient dans le ciel au-dessus de l'hôpital où repose une personne mourante qui s'identifie à ces oiseaux. Quelques jours après la mort de mon ami Gene, j'ai rêvé qu'il était assis sur le trottoir devant chez moi et qu'il me surveillait. Le lendemain matin en m'apprêtant à partir au travail, j'ai vu son chat au même endroit ; il me fixait. J'avais donné ce chat à une voisine un mois plus tôt et ne l'avais plus revu depuis. Maintenant, il se trouvait sur le trottoir de l'autre côté de la rue, à l'endroit où s'était tenu mon ami dans mon rêve. Bien sûr, ce n'était qu'un chat et je savais qu'il regarderait ma voiture se déplacer lentement vers lui, mais durant un instant mon rêve et ce chat se sont unis pour me faire un dernier adieu de la part de mon ami.

Ces signes et miracles ne se limitent pas à des événements se produisant dans la nature. Il existe des récits d'horloges qui se sont arrêtées au moment de la mort d'une personne, tout comme dans la chanson enfantine *L'horloge de grand-père*[81]. Dans l'enquête des travailleurs de la santé, près d'un tiers d'entre eux ont relaté des histoires de montres ou d'horloges de proches de leurs clients qui avaient cessé de fonctionner au moment du décès.

> *Une personne m'a confié que sa montre s'était arrêtée au moment de la mort de son mari. Je l'ai revue six mois plus tard (...) et je lui ai demandé si elle possédait encore cette montre. Elle a ri. « Oui, mais j'en ai acheté une autre, a-t-elle dit. Je ne la ferai pas réparer*[82]. »

---

81. Henry C. WORK, *L'horloge de grand-père,* partition musicale, New York, C. M. Cady, 1876.

82. Peter FENWICK, Hillary LOVELACE et Sue BRAYNE, «Comfort for the Dying: Five Year Retrospective and One Year Prospective Studies of End of Life Experiences», p. 7.

Des travailleurs de la santé ont été surpris d'entendre de la musique dans certaines chambres après la mort d'un patient, sans pouvoir en trouver la source.

Susan McCoy, la conseillère auprès de personnes ayant subi une perte traumatique, entend de tels témoignages de presque tous ses clients. Elle les encourage à concevoir ces expériences comme des messages salutaires. « Cela s'est [produit] pour tous les patients avec lesquels j'ai travaillé. »

Ces moments sont importants puisqu'ils aident les gens en deuil à percevoir un lien émotionnel permanent avec la personne disparue, qui semble leur chuchoter que même si la mort les a séparés physiquement, quelque chose subsiste, une sorte de phénomène rassurant qui nous touche avec amour.

Ces petits événements chargés de sens confèrent à la vie et à la mort de la personne que nous aimons un caractère nécessaire et important pour le monde en général. Leur mort est un moment capital, au point que des oiseaux ont changé de direction en plein vol, des animaux domestiques ou sauvages se sont retournés pour fixer quelque chose du regard, le temps s'est arrêté brièvement. Ces épisodes nous donnent l'impression qu'une entité supérieure a remarqué cette grande perte, l'absence de cette vie unique, comme si la personne que nous aimons avait une importance au-delà de notre compréhension. La grandeur de ces petits moments agit comme un baume.

Une touche affectueuse, un parfum familier

Susan McCoy m'a parlé d'une de ses clientes dont le fils avait été tué lors d'un cambriolage dans le magasin où il était employé. Il était jeune et aimait bien fumer de la marijuana, ce qu'elle détestait. Après son décès, de temps en temps elle remarquait chez elle des effluves de marijuana, comme s'il était dans sa chambre en train de fumer. Cette femme a décidé que l'odeur signifiait que son fils communiquait avec elle afin de l'informer que tout allait bien pour lui. Susan McCoy a sanctionné son expérience et son interprétation et a eu par la suite l'occasion de sentir elle-même cette odeur :

> *Je lui ai rendu visite à domicile et quand je suis entrée je n'ai rien senti. Puis très vite, il y a eu une forte émanation [de marijuana]. J'ai pensé qu'il devait y avoir une autre personne dans la maison et je lui ai posé la question. « Non, a-t-elle dit, je suis seule ici. » Puis la senteur s'est dissipée tout aussi subitement. L'odeur de la marijuana ne disparaît pas facilement, mais c'est exactement ce qui s'est passé : un instant, elle était présente, puis soudain elle avait disparu.*

La forte odeur de marijuana rappelait sans détour à cette femme son lien avec son fils. Une senteur qui auparavant la dérangeait avait pris un tout autre sens maintenant. Ses manifestations et ses disparitions soudaines de temps à autre lui faisaient sentir viscéralement sa présence et son humour comme rien d'autre ne le pouvait. Cette odeur lui disait qu'il était resté lui-même et qu'il était toujours en relation avec elle.

Soyons clairs, tous les parfums familiers ne portent pas un message d'êtres décédés. J'ai de temps en temps capté une bouffée du parfum d'autrefois de ma grand-mère et chaque fois je revois son sourire bienveillant et ses mains croisées. Mais jamais je n'ai pensé qu'elle était revenue auprès de moi. Chaque fois, je me trouvais dans une foule et pouvais facilement retrouver l'odeur auprès d'une personne marchant à proximité. Ce parfum m'était assez familier pour faire naître des souvenirs, mais pas assez unique pour que je me sente émotionnellement liée à ma grand-mère.

Mon expérience diffère beaucoup de celle de cette mère en deuil qui percevait tout à coup une odeur de marijuana dans sa maison où elle était seule, une odeur se manifestant sans raison et disparaissant aussi subitement. Pour cette femme, l'odeur de marijuana n'agissait pas comme un déclencheur de souvenirs du passé, mais plutôt comme une forme de communication entre elle et son fils, entre ce monde et le suivant où maintenant elle sait qu'il réside.

Tout comme lorsque ma belle-mère, Judy, sentait la présence de son mari, cette mère trouvait dans cette odeur un réconfort tant désiré. Ce parfum a été un appui durant les pires jours de son deuil et elle y a puisé le courage de survivre et d'entretenir son souvenir. Elle sait que son fils n'est plus physiquement présent dans sa vie et elle ne souhaite pas qu'il traîne ici sous une quelconque forme fantomatique. Cependant, sa présence l'a soutenue, plus que les souvenirs, de manière plus marquante que le désir. Cette réponse à son besoin venait de lui, de l'extérieur d'elle-même.

L'histoire de Judy est tristement familière aussi en ce qui concerne les réactions négatives de la part de ses amis. J'ai discuté avec de nombreuses personnes qui souhaitaient pouvoir se fier à ces rêves importants qui les apaisaient et qui soulageaient leur souffrance, mais elles se rendaient compte qu'elles étaient incapables de s'opposer au jugement de leurs amis et de leur famille qui les avisaient de ne pas avoir l'air stupides, naïves ou irrationnelles.

Comme le fait remarquer Susan McCoy, ces moments facilitent presque toujours le deuil, à moins que l'entourage de la personne endeuillée ne lui dise qu'ils sont nocifs ou dangereux pour sa santé mentale. En fait, d'après Susan McCoy, le seul obstacle est la constante perception sociale négative contre eux. Un trop grand nombre de ses clients ont subi les commentaires négatifs de leurs amis quand ils ont osé laisser entendre qu'ils pouvaient vraiment humer le parfum de l'être cher ou sentir sa présence contre leur peau. « Les gens disent [à la personne en deuil] : "Es-tu devenu fou ?" ou encore : "Elle est morte : oublie-la." »

Ces phénomènes suscitent souvent plus de scepticisme et de questions que les rêves. Dans la culture occidentale, beaucoup de gens jugent que les rêves sont irréels et c'est pourquoi ils ne sont pas instinctivement portés à réagir aussi vivement quand quelqu'un en parle. Par contre, ces moments vécus à l'état de veille embrouillent de manière plus frappante la frontière entre le réel de notre monde et l'imagination de notre esprit.

Quand j'entends des gens pester contre ceux qui croient à des phénomènes que la science ne peut prouver, je me demande pourquoi il serait si terrible d'accorder foi à l'expérience personnelle d'autrui. Je suis consciente des lacunes de la mémoire et je me réjouis que notre système judiciaire ne s'appuie pas uniquement sur elle pour reconnaître quelqu'un coupable d'un crime, mais je ne crois pas que ce soit un bon argument pour nier ce que bon nombre de personnes qualifieraient d'expérience profondément émouvante — et même spirituelle. La fin de la vie est déjà tellement imprégnée de souffrance : c'est une véritable tragédie que les gens ne peuvent faire confiance à leur propre expérience suffisamment pour y trouver une consolation. C'est trop cher payé d'exiger qu'une chose aussi précieuse et profondément humaine que notre faculté d'aimer se conforme aux lois de la recherche scientifique.

Nous avons appris que lorsqu'une personne meurt, elle n'existe plus. Nous avons appris à respecter la solide frontière entre la vie et l'absence de vie et à demeurer de notre côté de cette limite aussi longtemps que possible. Par le passé, les spécialistes en matière de deuil encourageaient les gens à oublier les morts et à reprendre leur vie normale le plus vite possible. C'est ce que bien des gens tentent encore de faire.

Pourtant, en rejetant notre propre expérience, nous alourdissons notre deuil. Nous nous sentons encore plus désemparés puisque nous sommes coupés d'une partie vitale de nous-mêmes. À la fin, notre état est encore pire que si nous n'avions rien ressenti du tout. Rejeter un réconfort de crainte qu'il ne soit bien réel fait paraître le gouffre de la mort encore plus profond. Tout comme les clients de Susan McCoy, un grand nombre de personnes craignent de passer pour fous en admettant qu'elles aient senti la présence de l'être aimé disparu. Leur joie et leur apaisement se transforment rapidement en un secret bien gardé qui, en soi, peut devenir un fardeau.

Heureusement, ce stigmate social autour de ces instants de rapprochement s'estompe. Les spécialistes en matière de deuil reconnaissent maintenant que beaucoup de gens se portent mieux sur le plan émotionnel en laissant une place dans leur vie aux proches décédés. Nous ne pouvons rejeter nos morts, tout comme nous ne pouvons ignorer notre cœur.

Ils ont façonné notre vie et continueront de forger notre avenir de manières inattendues.

Quelques chercheurs ont appelé ces rencontres post-mortem « liens continus » puisque ces expériences font en sorte que les gens entretiennent et renforcent leurs liens émotionnels avec l'être disparu. Laissons parler les expertes Nadine Nowatzki et Ruth Kalischuk :

> Ces rencontres ont profondément modifié les croyances des participants en un Au-delà ainsi que leurs attitudes envers la vie et la mort, en plus d'avoir eu des effets considérables sur leur deuil. Finalement, ces rencontres post-mortem ont eu un effet thérapeutique sur les participants en leur donnant une impression d'être liés à la personne décédée[83].

Ces phénomènes démontrent qu'il est fort possible qu'un lien émotionnel, et peut-être spirituel, persiste longtemps après la mort d'un être aimé. Ces événements banals recèlent un sens très grand, dépassant largement les signes extérieurs physiques et les personnes qui en ont été témoins. Ce sens que leur donnent les personnes qui en sont témoins est d'une grande portée.

Je crois que ces événements nous offrent davantage qu'un moment de paix au cœur de notre deuil. Ils apaisent notre inquiétude sur la souffrance de l'être aimé. Ils éliminent notre culpabilité et notre peur d'être abandonnés. Ils nous confirment la puissance de notre lien affectif en nous prouvant qu'il transcende la séparation physique. Ils

83. Nadine R. NOWATZKI et Ruth GRANT KALISCHUK, « Post-Death Encounters: Grieving, Mourning, and Healing », *Omega*, n° 59, 2009, p. 91-111.

dévoilent la force et la durabilité de notre amour réciproque. Ils nous rappellent que nous sommes aimés et que notre amour est encore important pour la personne qui est décédée. Ils nous disent que nous pouvons rester en lien avec les personnes disparues et que ces relations émotionnelles avec nos êtres chers transcendent la séparation physique de la mort. En résumé, ils nous guident vers la guérison.

Résumé du chapitre

La fin d'une vie, qu'il s'agisse de la nôtre ou de celle d'une personne aimée, peut être à la fois terrifiante et grandiose. Quand notre cœur s'ouvre au point de s'étirer au-delà de ce que nous n'aurions jamais cru être capables de surmonter, nous découvrons parfois que l'univers nous accompagne dans cette expansion. Nous voyons de la lumière autour de l'être aimé ou entendons de la musique au moment de sa mort. Les horloges interrompent leur mouvement, des animaux s'arrêtent et surveillent et tout – n'importe quoi – peut devenir un signe, un dernier message d'amour ou un instant de lien profond avec ceux que nous avons perdus. Ces événements, si nous savons en tirer profit, favorisent notre guérison.

Nous percevons parfois la terre comme rien d'autre qu'un immense roc en orbite autour du soleil, un accident du cosmos tournoyant dans un univers froid et vide, dépourvu de sens. Puis arrivent ces moments où nous sommes secoués hors de nos espaces vides, forcés de voir des phénomènes qui se déploient autour de nous, chargés de sens et de liens. Pendant un instant glorieux, notre cœur s'abandonne, l'univers déborde de sens, et nous voilà ébahis, retenant notre souffle, devant sa lumière.

Parlons de rêves

- À l'approche de la mort d'une personne, avez-vous déjà vécu une expérience que vous n'avez pu expliquer ? Que s'est-il passé et quelles ont été les conséquences sur votre deuil ?
- Quelqu'un vous a-t-il déjà raconté une expérience insolite vécue ? Comment avez-vous réagi ?
- Il n'est pas facile d'expliquer ces expériences qui surviennent en fin de vie et qui produisent un effet émotionnel intense sur les personnes qui les vivent. Quel sens leur donnez-vous ?

Deuxième partie : créer une place aux rêves dans notre vie

Dans la première partie de ce livre, nous avons exploré les façons dont les rêves pouvaient nous aider ainsi que notre famille à la fin de la vie d'une personne. Ils favorisent des conversations essentielles, préparent les personnes malades à un avenir incertain, réconfortent les personnes en deuil. Voilà leurs bienfaits… si vous daignez les écouter. Si vous oubliez vos rêves ou n'en parlez pas, si vous ne donnez jamais suite à leurs suggestions ou ne suivez jamais leurs conseils, leur potentiel utilitaire devient limité.

Dans cette deuxième partie, nous verrons plus en détail comment entretenir une relation plus fertile avec vos rêves. Dans le chapitre 9, vous apprendrez comment rester ouvert, curieux, respectueux et ouvert face aux rêves d'autrui. Il n'est pas nécessaire de maîtriser les archétypes de Jung ou les théories de Freud pour prêter votre assistance; vous n'avez qu'à écouter le rêveur et à lui faire confiance pour trouver lui-même un sens à son rêve.

Dans le chapitre 10, vous trouverez des suggestions pour vous rappeler vos rêves plus facilement. Vos réactions à vos rêves peuvent avoir un effet sur leur utilité. Plus vous parviendrez à améliorer votre relation avec vos rêves, plus ils deviendront cohérents et auront un rapport avec votre vie de tous les jours.

Finalement, vous découvrirez dans l'épilogue comment les rêves et leur compréhension s'intègrent aux questions plus vastes sur la dignité humaine et ce qui fait que la vie vaut la peine d'être vécue.

Chapitre 9

Comment écouter les rêves en fin de vie

Mon amie Peggy est une travailleuse sociale retraitée d'un centre de soins terminaux qui entretient un lien personnel actif avec ses rêves. Elle fait confiance à ses rêves et aime y réfléchir à l'état de veille. Toutefois, durant toutes les années où elle a travaillé avec des personnes en fin de vie, jamais elle n'a eu l'idée de les interroger à propos de leurs rêves.

Son travail était surtout axé sur l'évaluation psychosociale, l'organisation des services nécessaires et parfois un peu de consultation psychologique. Il lui paraissait un peu risqué de parler de rêves. Elle risquait de faire surgir sans le vouloir des problèmes émotionnels qu'elle ne pourrait résoudre. Elle disait : « Si je m'informe de leurs rêves, à quoi dois-je prêter attention dans ce qu'ils me racontent ? Comment puis-je prendre la mesure de leurs problèmes dans un rêve ? Où est le protocole, quelles sont les interventions pour les aider à mieux mettre leurs rêves à profit ? » En tant que professionnelle des soins de santé et spécialiste des soins en fin de vie, elle se sentait incompétente pour conseiller ses clients sur leurs rêves et c'est pourquoi elle s'abstenait d'aborder ce sujet.

Beaucoup de gens ont ces mêmes préoccupations, tant dans le domaine des soins de santé qu'à l'extérieur. Les collègues avec qui j'ai discuté au fil des ans – aumôniers, infirmières, conseillers, travailleurs sociaux et médecins – se sont presque tous sentis incompétents devant la tâche qui consistait à écouter les rêves. Les médecins et les infirmières surtout sont habitués à s'en tenir à leur rôle de spécialistes médicaux et fournissent des réponses à leurs clients plutôt que d'en solliciter de leur part. Ils se sentent vulnérables devant une expérience qu'ils ne peuvent diriger, expliquer ou traiter. Sans norme de pratique à suivre, la plupart se sentent terriblement en dehors de leur champ d'expertise.

J'ai aussi constaté ces mêmes inquiétudes en dehors du domaine des soins de santé. Même s'ils n'ont pas l'obligation professionnelle de respecter une certaine pratique médicale, dans la culture occidentale la plupart des gens n'osent pas poser de questions à propos des rêves. La plupart d'entre nous savent rêver, mais écouter les rêves d'une autre personne nous semble au-delà de notre savoir-faire au quotidien. Et si j'écoute le rêve de mon ami sans savoir comment l'interpréter ? Ou, pire, si je pense savoir ce qu'il signifie, mais que mon ami le nie ?

Trois révolutions dans le travail sur les rêves

Notre sentiment d'incompétence face aux rêves vient peut-être des personnes mêmes qui les ont réhabilités dans la culture occidentale. Sigmund Freud a entrepris la première révolution dans le travail sur les rêves en présentant une méthode d'analyse scientifique. Sigmund Freud a décrit les rêves comme des fantasmes inconscients, des désirs insatisfaits et des envies refoulées que les rêveurs refusent de reconnaître consciemment. Grâce à sa nouvelle méthode, appelée « psychanalyse », les rêves pouvaient au moins être interprétés systématiquement. Les médecins pouvaient suivre une formation en vue d'aider leurs clients à comprendre leurs pulsions, leurs émotions et leurs envies à partir de leurs rêves.

Carl Jung a donné suite à cette première révolution en misant sur l'idée de Sigmund Freud des envies inconscientes pour créer sa propre théorie selon laquelle les rêves sont notre lien moderne aux grandes forces spirituelles anciennes toujours actives dans l'âme humaine. Alors que Sigmund Freud explorait notre mal-être psychologique par les rêves, Carl Jung examinait les rêves dans l'univers de l'âme, ce qu'il a appelé « l'inconscient collectif ». Carl Jung a rétabli dans la culture occidentale le pouvoir des rêves et leur potentiel pour créer un pont entre les rêveurs modernes et les grands mystères de la vie.

Tous deux ont dévoilé des profondeurs insoupçonnées, dissimulées dans les rêves les plus ordinaires — les obscures pulsions refoulées du côté de Sigmund Freud et les forces archétypales de Carl Jung. Sigmund Freud et Carl Jung ont tous deux été éduqués au XIXe siècle, au cours duquel les mythologies anciennes grecques et romaines étaient hautement respectées. Ils ont utilisé ces mythologies pour informer le grand public sur les rêves.

Sigmund Freud et Carl Jung ont aussi présenté des règles strictes pour l'étude des rêves, confiant leur interprétation à des analystes ayant reçu une formation appropriée s'étalant sur de nombreuses années, comme il convient à toute nouvelle science de l'esprit. Bientôt, les rêveurs comme vous et moi — surtout ceux qui n'avaient pas reçu une éducation classique — se sont sentis incompétents pour examiner leurs propres rêves. Les gens ont commencé à se demander si les rêves ne présentaient pas un danger inhérent, comme si eux ou leur interprétation pouvaient causer du mal au rêveur.

Dans les années 1960, Montague Ullman, un psychiatre du Maimonides Hospital, à New York, a créé la deuxième révolution dans le travail sur les rêves. Il a conçu une méthode simple d'exploration des rêves en groupe, pouvant être utilisée sans la supervision d'un professionnel de la santé mentale. Son concept s'appuie sur trois principes :

- Le respect du rêveur comme unique juge du sens qu'a le rêve pour lui
- L'importance d'un groupe qui fournit des perspectives multiples
- La sécurité et la confidentialité pour le groupe sur le plan émotionnel[84]

Cette approche a dévoilé une vaste gamme d'idées nouvelles aux rêveurs sans les obliger à accepter l'interprétation de quelqu'un d'autre. Cela leur permet de considérer d'autres pistes d'interprétation sans les forcer à accepter l'une d'elles. Cela donne aussi aux auditeurs la chance d'écouter le rêve comme une histoire qui a un rapport direct avec leur expérience. Chaque rêve donne aux auditeurs l'occasion d'explorer leurs propres réactions au message qu'il livre.

Le travail de Montague Ullman était proprement révolutionnaire en ce sens qu'il sortait l'interprétation des rêves des cabinets de consultation psychiatrique et la remettait

84. Montague ULLMAN, « Dream Work and the General Public », *Psychiatric Journal of the University of Ottawa*, nº 12, 1987, p. 103-108.

entre les mains des rêveurs. Sa méthode en groupe donnait la chance aux gens de rencontrer d'autres personnes intéressées à explorer les rêves en profondeur.

L'œuvre de Montague Ullman a inspiré une nouvelle génération de spécialistes du travail sur les rêves qui enseignent leur version adaptée de sa méthode. Plus que quiconque, le révérend Dr Jeremy Taylor a popularisé le travail de Montague Ullman en l'appliquant à de nouveaux contextes. Dans son livre *Where People Fly and Water Runs Uphill: Using Dreams to Tap the Wisdom of the Unconscious* [N.d.T. : Là où les gens volent et l'eau coule en amont : Puiser dans la sagesse de l'inconscient par l'intermédiaire des rêves], Jeremy Taylor démontre comment le travail sur les rêves en groupe peut favoriser le développement des collectivités, chez les prisonniers et les étudiants en théologie[85]. Avec d'autres experts du travail sur les rêves, il a ouvert des écoles et démarré des programmes en vue de former de nouveaux animateurs dans ce domaine.

De nos jours, il est possible de participer à un groupe de travail sur les rêves ou de suivre un cours dans ce domaine dans presque toutes les villes. L'introspection que permet ce genre de travail a encouragé des gens à mettre sur pied d'autres groupes dans divers contextes, entre autres des collectivités de retraités[86], des centres de lutte contre le cancer[87], des églises et des écoles[88]. Les groupes de travail sur les rêves offrent du soutien émotionnel aux rêveurs et, au fil du

85. Jeremy TAYLOR, *Where People Fly and Water Runs Uphill: Using Dreams to Tap the Wisdom of the Unconscious,* New York, Warner, 1992.

86. Rachel AUBREY, « Dream Sharing in a Retirement Community », *Dream Time*, nº 23, 2006, p. 12-41.

87. Tallulah LYONS, *Dreams and Guided Imagery.*

88. Jeremy TAYLOR, *Where People Fly and Water Runs Uphill.*

temps, bon nombre se transforment en réseaux sociaux. Certains de ces groupes se rencontrent une fois par semaine durant des années, alors que d'autres n'existent que pendant quelques mois.

Au cours des dernières décennies, les façons d'explorer les rêves se sont multipliées. En plus de la narration, certains groupes incitent les participants à dessiner les images de leurs rêves. D'autres utilisent le mime et invitent les participants à jouer les différents rôles ou à imaginer qu'ils sont chaque objet, personne ou animal du rêve. Les membres de certains groupes apprennent à modifier des rêves importants ou bouleversants en leur inventant une nouvelle fin. Tous ces groupes nourrissent un sentiment d'appartenance chez leurs participants, qui partagent des parties intimes d'eux-mêmes et accueillent avec délicatesse la vie privée d'autrui.

Toutefois, un tel travail en profondeur est moins réalisable en fin de vie, quand les personnes sont malades ou invalides. Elles n'ont souvent pas suffisamment d'énergie ou d'intérêt pour s'investir dans un tel projet. Les animateurs de ces groupes de travail sur les rêves ont décidé à juste titre que ce type d'activité prenait souvent trop de temps et d'énergie pour les personnes en fin de vie.

Ce qu'il nous faut à présent, c'est un moyen de bénéficier des avantages que les rêves procurent nettement, sans devoir surcharger une énergie et une patience limitées. En fin de vie, nos rêves sont une source très importante de réconfort, d'espoir et de courage et méritent que nous nous y attardions. Nous avons besoin d'un autre changement – une quatrième révolution – dans notre manière d'aborder les rêves et de les interpréter.

Tout comme nous avons délaissé l'analyse freudienne pour nous aider à comprendre nos rêves, peut-être sommes-nous maintenant prêts à laisser tomber le besoin absolu de leur donner un sens profond orienté sur l'introspection. Il y a des moments dans la vie, entre autres son terme même, où les interprétations en profondeur n'ont plus leur raison d'être. Quand le temps, la patience et l'énergie physique sont épuisés, les rêves deviennent plus directs et pertinents. Ils nécessitent moins de « travail » pour leur trouver un sens qui épaule le rêveur. Ils sont davantage une invitation à se recentrer sur sa propre vie.

William A. Cramond, un analyste freudien ayant travaillé dans un hôpital général au Royaume-Uni dans les années 1960, a rédigé un article en 1970 où il remettait en question la nécessité de recourir à l'analyse traditionnelle pour les rêves des personnes en fin de vie. C'était assez surprenant à une époque où les analystes freudiens préconisaient qu'il fallait un clinicien qualifié pour interpréter le sens symbolique plus profond des rêves. Le Dr Alexander Cramond a œuvré à une période où la popularité de la psychanalyse était à son apogée et il maîtrisait parfaitement l'interprétation classique des rêves. Toutefois, en écoutant les rêves des personnes en fin de vie, il a constaté qu'il était inutile de les amener au-delà des images qui faisaient surface. Il a compris à première vue que ces rêves en fin de vie apportaient du réconfort et de l'espoir.

Il relate le cas d'une cliente de l'hôpital qui était trop fragile pour retourner chez elle et qui refusait absolument d'admettre que sa mort approchait. À mesure qu'elle faiblissait, elle devenait de plus en plus déprimée et s'agitait souvent, mais elle ne voulait pas parler de ce qui lui arrivait. Le

Dr Alexander Cramond se demandait comment elle allait bien se préparer en vue de ses derniers instants de vie.

Puis elle s'est mise à parler d'une série de rêves dans lesquels sa belle-mère et son frère, tous deux décédés depuis longtemps, lui rendaient visite. Elle était surprise de les voir. Le psychiatre s'est retenu de lui faire voir le lien entre leur apparition soudaine et sa maladie. Il l'a plutôt encouragée à lui parler d'eux, ce qu'elle a fait de manière manifestement détendue. Elle a mentionné qu'ils avaient été gentils à son égard et s'étaient préoccupés d'elle dans les moments difficiles. Elle a dit qu'elle s'était toujours sentie près d'eux et, tout en parlant d'eux, elle s'est sentie apaisée. Le Dr Alexander Cramond n'a pas interprété ses rêves et a souligné qu'« en racontant simplement ses souvenirs heureux de ces deux personnes défuntes elle a ressenti un apaisement qui lui a permis de s'adapter à sa propre mort dans les limites de ses ressources[89] ».

Les rêves de cette dame ne lui parlaient pas de la mort. Ils l'aidaient en la replaçant en relation avec des personnes qui l'avaient aimée dans sa vie. Lorsqu'elle a pu raconter ses souvenirs à un auditeur volontaire, elle a trouvé sa propre paix. Sa dépression et son agitation ont disparu en partie à cause des rêves et en partie parce qu'elle s'est rappelée à voix haute ces relations bienveillantes importantes. La narration de ses rêves ainsi que ses rêves comme tels lui ont procuré du réconfort.

Au cours des deux dernières décennies, les chercheurs qui ont étudié les rêves en fin de vie ont tous remarqué une similarité : la consolation et le message de ces rêves résident plus souvent dans les images telles quelles que dans toute association indirecte que nous pouvons y voir. Les rêves en

89. William Alexander CRAMOND, « Psychotherapy of the Dying Patient », *British Medical Journal*, nº 3, 1970, p. 391.

fin de vie peuvent avoir un sens symbolique, mais la plupart du temps ils témoignent directement de la vie du rêveur, à juste titre. Quand la vie à l'état de veille devient un long défi sur les plans émotionnel et physique, nos rêves produisent des images qui s'y rapportent naturellement[90]. En conséquence, même les cliniciens qui avaient envisagé d'aider leurs clients à interpréter leurs rêves en fin de vie se retrouvent souvent, plutôt, à prendre leurs distances. Les messages des rêves sont souvent si évidents qu'il est superflu pour l'auditeur d'y chercher un sens caché.

Les rêves sont utiles à tous ceux qui sont capables de les retenir, peu importe qu'ils s'éveillent avec en tête une saga épique ou qu'ils aient capté une seule image. Nous n'avons qu'à écouter et à accorder au rêveur du temps pour donner un sens à son expérience. En tant qu'auditeur, la meilleure façon de prêter assistance consiste à écouter ceux que nous aimons parler simplement de leurs rêves et des effets qu'ils ont eus sur eux.

La narration d'un rêve ne prend généralement que quelques minutes, après quoi l'attention de tous peut se reporter sur une nouvelle vie éveillée enrichie. Inviter les gens à raconter leurs rêves peut se faire aussi directement qu'en posant simplement cette question : « Rêvez-vous ? » ou « De quoi rêvez-vous ces jours-ci ? » La narration ne requiert parfois qu'une ou deux phrases, par exemple : « La nuit dernière, j'ai rêvé d'un vieil ami que je n'ai pas vu depuis des années » ou « Mon rêve était vraiment ennuyeux. Je prenais des pilules toute la nuit. »

---

90. Scott T. WRIGHT, Pei C. GRANT, Rachel M. DEPNER, James P. DONNELLY et Christopher W. KERR, « Meaning-Centered Dream Work with Hospice Patients: A Mixed Method Study », p. 25. « La prépondérance des préoccupations à l'état de veille reliées à la mort explique sans doute la préférence accordée à l'interprétation littérale. »

Ces comptes rendus succincts comportent peu de détails. Ils ne sont qu'un bref survol de l'action, de l'émotion ou du message principaux. Toutefois, ils peuvent tout de même donner lieu à de nouvelles conversations. Rêver d'un vieil ami peut éveiller des souvenirs de cette personne et de la vie à l'époque de la relation. Rêver d'une consommation de pilules exagérée peut engendrer un entretien sur la façon dont la personne prend soin d'elle-même, ou sur ce qu'elle pense de tous les médicaments qu'elle prend, ou encore sur ce qu'était son rapport à eux auparavant.

Je demande parfois aux rêveurs : « Comment vous sentiez-vous dans le rêve ? » ou « Quel rapport y a-t-il avec votre situation actuelle ? » Nos conversations finissent par porter moins sur les images du rêve que sur ce à quoi il fait référence, par exemple les circonstances de leur vie ou leur façon d'appréhender le monde. Nous n'en demandons pas davantage aux rêves. Toutefois, sans eux, peut-être que jamais je n'aurais perçu leur souci concernant les pilules ni entendu parler de leurs amis.

Le rêve nous donne accès à une version plus riche du quotidien dans lequel les émotions et les croyances spirituelles deviennent tout aussi importantes que la liste de tâches qui défilent continuellement dans notre esprit. Le rêve ramène la conversation sur ce qu'est la vie, plutôt que sur la pluie et le beau temps ou les courses à faire. Puis les rêves nous amènent parfois au cœur de la mort. Voici un exemple issu d'un de mes nombreux entretiens dans le cadre de mon travail :

Un homme me dit : « Mon souvenir est vague. J'étais dans une file toute la nuit et personne n'avançait. C'était

> *frustrant. » Qu'en pensez-vous maintenant ? « Je me demande plus ou moins pourquoi nous faisions la file. » Il s'interrompt. « Je sais que je fais la file, mais j'ignore où je vais. »*

Cela suffit. Du rêve nous sommes passés à une question à laquelle il réfléchissait concernant sa destination. Et même dans ce cas j'ai évité de faire des hypothèses. Je l'ai laissé explorer son rêve à sa guise. Peut-être veut-il parler de l'attente d'un moment important en compagnie de sa famille ? Ou peut-être se demande-t-il où il ira après cette vie et si le paradis existe ? Son rêve le mènera peut-être à mieux composer émotionnellement avec sa maladie et sa mort prochaine ? Ce simple fragment de rêve recèle une histoire, une action qui aident le rêveur à mettre en mots la partie plus profonde de sa vie émotionnelle. Il n'a pas besoin d'explorer le rêve plus à fond pour y trouver des bienfaits.

Comment écouter les rêves

L'écoute de rêves en fin de vie ne nécessite aucune compétence en interprétation ni connaissance particulière. Parmi les professionnels des soins de santé que j'ai interrogés, une seule possédait des notions de psychologie clinique et sur la science des rêves. Tallulah Lyons – la fille de Jerry, dont j'ai parlé dans l'introduction – anime des groupes de narration de rêves pour les personnes atteintes de cancer. En plus de Tallulah Lyons, j'ai discuté avec des infirmières, des aumôniers, des travailleurs sociaux et personne parmi eux n'avait étudié les rêves plus de quelques heures dans leurs programmes respectifs. La plupart n'auraient pu reconnaître un rêve à propos d'anciens dieux grecs ou romains même si l'un d'eux était venu en personne les embrasser sur la joue. Ils n'avaient qu'un point commun : tous avaient trouvé un moyen d'écouter les rêves des autres.

Leur compétence commune est la capacité d'écoute. Ils partagent la croyance ferme de Jeremy Taylor : tout rêve nous est bénéfique et s'exprime dans un langage que nous pouvons comprendre. Ces professionnels ne ressentent donc pas le besoin d'enseigner ni d'interpréter le rêve. Ils font confiance aux rêveurs pour donner un sens à leurs propres rêves. Ils savent que tous les rêves sont une forme de communication et comptent sur les rêveurs pour raconter les leurs afin de faire une remarque pertinente, d'engager une conversation, ou de partager leurs sentiments ou leurs opinions sur une question importante. Ils laissent les rêves les guider vers ce qui importe le plus à leurs clients à cet instant précis.

Ils prennent l'initiative d'engager la conversation sur les rêves — une compétence qui peut s'acquérir. Grâce à mes entrevues, j'ai appris qu'ils recouraient tous aux trois mêmes principes pour encourager les gens à raconter leurs rêves. Malgré quelques hésitations et craintes de se tromper, tous ont découvert que ces repères les aidaient à ramener les rêves au cœur de l'entretien :

- Ils créent un espace de confiance.
- Ils invitent souvent les gens à raconter leurs rêves.
- Ils écoutent sans donner leurs propres interprétations.

En respectant ces trois principes en tant qu'auditeurs, ils offrent à leurs clients un espace pour exprimer et apprécier leurs propres rêves. Ils reconnaissent l'importance du rêve et la capacité du rêveur de lui donner un sens. Ainsi, ils accueillent et respectent facilement la partie intime de leurs clients avec une dignité intrinsèque.

Créer un espace de confiance

À première vue, l'idée de créer un espace de confiance où la personne peut raconter ses rêves peut paraître superflue. Nous sommes tellement tous habitués à garder nos rêves pour nous que nous pensons rarement aux conséquences sociales potentielles d'en parler. Elles se profilent pourtant lorsque les rêves deviennent puissants. Quand un rêve est assez fort pour changer la vie d'une personne, comme cela arrive souvent en fin de vie, bien souvent il demeure caché. Les professionnels des soins de santé que j'ai interrogés ont tous souligné que leurs clients faisaient preuve de prudence au moment de raconter leurs rêves, ayant la certitude que leur perspective serait considérée avec mépris ou carrément rejetée. Comme le fait remarquer Michele Chaban : « [Les patients et leur famille] cachent [leurs rêves] parce qu'ils craignent d'être jugés comme fous et traités en psychiatrie. »

Michele Chaban a appris à ses jeunes clients et à leur famille à prévoir et à accueillir les différents types de « rêves et états de rêve, hallucinations, sensations de la présence de personnes défuntes – tous font partie du domaine très normal du processus de mort ». En parlant dès le début de ces états et en soulignant leur importance et leur utilité, Michele Chaban a aidé ses clients et leur famille à accepter leur expérience comme étant réelle.

Les professionnels des soins de santé devaient d'abord rassurer leurs clients en leur disant que les rêves qu'ils raconteraient seraient considérés avec respect. Ce n'est qu'à ce moment que les clients ont accepté de faire part de leurs rêves. Pouvoir répondre à des questions sur ses rêves d'une façon qui tient compte de leur puissance et de leur nature extravagante sans craindre d'être jugés peut être enthousiasmant, effrayant, et finalement libérateur pour le rêveur.

Les professionnels des soins de santé que j'ai interrogés créaient un espace de confiance en soulignant leur croyance que les rêves étaient normaux, courants, naturels et avaient quelque chose d'utile à offrir. Ils promettaient à leurs clients que leurs rêves seraient traités en respectant leurs mots et leurs actions. À bien des égards, ils normalisent les rêves aux yeux des clients. Certains le font en prenant le temps de s'asseoir pour discuter de l'importance des rêves en général.

Jay Libby, l'aumônier en centre hospitalier, se rend compte qu'on lui demande souvent de rassurer ses clients qui ont fait d'intenses rêves de visitation. Il leur confirme que ces rêves sont à la fois naturels et réels, avant d'enchaîner avec une discussion sur le sens d'une telle expérience pour eux. Son expérience fait écho au travail de chercheurs ayant interrogé le personnel d'un centre d'hébergement et de soins de longue durée au Royaume-Uni. Ils ont découvert que « Souvent les patients n'avaient que besoin de savoir que leurs expériences étaient tout à fait normales et courantes, et la plupart trouvaient ces [propos rassurants] sécurisants[91]. » Les deux conseillères en matière de deuil, Phyllis Russell et Susan McCoy, ont aussi constaté que beaucoup de leurs clients abordent le sujet des rêves en général, avant de

91. Peter FENWICK, Hilary LOVELACE et Sue BRAYNE, « End of Life Experiences and Their Implications for Palliative Care », p. 320.

raconter les leurs. Phyllis Russell et Susan McCoy réagissent en alléguant que les rêves sont des outils convenables et utiles au moment de faire un deuil. Ce genre d'encouragement contribue à réduire les craintes et la confusion que peuvent ressentir les gens lorsqu'ils ne peuvent expliquer une expérience personnelle marquante.

Inviter les gens à raconter leurs rêves

Peter Fenwick, Hilary Lovelace et Sue Brayne, les chercheurs du Royaume-Uni cités précédemment, ont étudié les rêves de visitation, les pics de lucidité soudains et les moments de paix et de confort qui se produisent souvent au cours des dernières heures d'une personne[92]. Ils ont interrogé des infirmières et des préposés qui leur ont livré des récits de tels « phénomènes de lit de mort » que leur avaient racontés leurs patients et leur famille. La plupart des infirmières ont affirmé en privé qu'elles tenaient ces phénomènes pour vrais, mais qu'elles n'engageaient pas de conversations sur les rêves avec qui que ce soit – patients, familles ou collègues – et ont souligné qu'il était rare que les patients abordent ce sujet.

Quand on leur a demandé pourquoi selon elles les patients ne leur parlaient pas plus souvent de leurs expériences, elles ont fourni une liste de préoccupations parfaitement rationnelles. Les patients se sentaient sans doute gênés ou inquiets de déranger leur famille avec des discussions insensées. Pour certains d'entre eux, l'anglais n'était pas la langue maternelle. Les unités d'hospitalisation manquaient

92. Sue BRAYNE, Chris FARNHAM et Peter FENWICK, « Deathbed Phenomena and Their Effect on a Palliative Care Team : A Pilot Study », p. 17-24.

d'intimité. La prise d'analgésiques rend de nombreux patients somnolents. Toutefois, quelques-unes ont aussi admis que les patients ne racontaient peut-être pas leurs rêves parce qu'on ne le leur demandait pas.

Ce silence qui règne autour des rêves commence dès notre jeunesse. Nous grandissons relativement coupés de nos rêves, les reléguant dans un lieu secret, dissimulés de tous à part quelques personnes de confiance. Personne ne nous pose de questions sur nos rêves et petit à petit nous finissons par percevoir ce sujet comme un tabou social. Dans la culture occidentale, nous apprenons à ne pas parler de rêves et à ne pas nous y fier.

L'an passé, j'ai eu l'occasion de discuter avec des enfants (âgés de 3 à 17 ans) et leurs parents à propos des rêves à un centre communautaire. J'invitais les enfants qui passaient près de ma table à me raconter leur rêve favori et à le dessiner sur une grande feuille de papier kraft par la suite.

Plus d'une centaine d'enfants se sont regroupés autour de ma table durant les trois heures suivantes, décrivant et dessinant toutes sortes de rêves. Beaucoup de parents ont été étonnés par les rêves de leurs enfants. Ils s'exclamaient en secouant la tête : « J'ignorais que tu avais fait ce rêve. » J'en ai entendu quelques-uns dire : « Je ne savais pas que tu te rappelais tes rêves. » Certains ajoutaient au dessin leurs propres rêves, mais la plupart se contentaient d'observer en retrait, surpris de la truculence et de la complexité de ces rêves. J'espérais que ces discussions éveilleraient la curiosité et l'appréciation des parents à l'égard du monde intérieur de leurs enfants et les encouragent à les questionner sur leurs rêves à l'avenir.

L'invitation à raconter un rêve, que ce soit dans un cadre décontracté ou plus sérieux, est un signe d'intérêt et de respect envers les rêves. Cette invitation sous-entend que le rêve est un événement important qui mérite notre attention.

Certains des professionnels de la santé que j'ai interrogés questionnaient régulièrement leurs clients à propos de leurs rêves ou de leur sommeil. Ils posent des questions directes, conçues pour eux, en insistant une fois de plus sur la place naturelle des rêves dans notre quotidien. *Rêvez-vous ? Que se passe-t-il dans vos rêves ? Avez-vous envie de me raconter un rêve ? De quoi rêvez-vous en général ? Avez-vous déjà rêvé des personnes que vous aimez ?* Ils posent ces questions régulièrement, les incorporant à toutes les autres à chaque visite. Ils invitent fréquemment et de façon rassurante les gens à raconter leurs rêves et ceux-ci répondent avec le même enthousiasme que les enfants du centre communautaire. Souvent, j'ai lancé cette question à mes clients : « De quoi rêvez-vous ces jours-ci ? » Je me suis rendu compte que cette question leur permettait de répondre d'une manière non menaçante pour eux.

Monique Séguin, l'infirmière auxiliaire, a découvert qu'il était facile d'amener les gens à parler de leurs rêves en ajoutant quelques questions à son programme du soir : « Rêvez-vous ? » ou « Que se passe-t-il dans vos rêves ? » Ensuite, avant de leur dire au revoir, elle leur souhaite : « Faites de beaux rêves. »

Fiona Martins, l'infirmière en unité de soins terminaux, accorde plus d'attention aux rêves qui nuisent au sommeil et s'informe donc de ce dernier avant tout : « Je ne leur parle pas précisément de rêves, sauf s'ils ne dorment pas bien. S'ils me disent : "Je n'arrive pas à dormir à cause des mauvais rêves" ou "Mes rêves me réveillent", j'aborde le sujet. D'autres infirmières d'unités de malades hospitalisés ont découvert que la simple question : « Avez-vous bien dormi la nuit dernière ? », posée tout en dispensant les soins courants, était souvent perçue comme une invitation à discuter des rêves.

Écouter sans interpréter

Les personnes que j'ai interrogées qui se sentaient le plus à l'aise avec les rêves de leurs clients appliquaient une pratique d'écoute sans interprétation. Chacune a mentionné qu'il était impossible d'interpréter avec précision le rêve de quelqu'un. Elles ont admis n'avoir aucune formation en interprétation des rêves, ce qui les aidait énormément à s'abstenir de le faire. Sans formation, elles étaient moins tentées de proposer leurs idées sur le rêve, ce qui faisait d'elles des auditrices idéales.

L'écoute sans interprétation peut sembler un petit geste de politesse, mais c'est le point capital de l'écoute des rêves des personnes en fin de vie. Il y a suffisamment de gens autour de ces personnes au seuil de la mort leur expliquant la maladie, examinant leur corps, leur administrant des médicaments qu'elles ne comprennent pas. Elles n'ont pas besoin d'un autre expert qui leur expliquerait leurs rêves, en plus. Elles ont besoin de quelqu'un qui leur rappellera qu'elles sont encore l'experte incontestée dans leur vie, tout au moins dans un domaine.

L'écoute sans interprétation offre au rêveur une forme nouvelle de respect. Le clinicien tient pour acquis que la personne qui raconte le rêve est la mieux placée pour décider de ce qu'elle veut dire ou non et sera en mesure de donner du sens à son expérience. Ce type de respect, facile à témoigner, peut avoir d'énormes répercussions. La personne dans son intégrité redevient visible. Elle ne se résume plus à sa maladie ou à son rêve ; elle devient une personne qui donne du sens à sa vie, qui se sent respectée dans sa dignité en tant qu'être humain.

Durant ce précieux moment où le rêve est raconté, le patient devient conteur, celui qui fait émerger les rêves. Tout au long de ce livre, nous avons vu en quoi les rêves que raconte un rêveur devenaient de véritables cadeaux pour sa famille. Souvent, ils révèlent la complexité interne et la dignité du rêveur durant ses derniers jours. En retour, la famille voit sa capacité d'aimer et de changer, son intégrité. Voici ce qu'a remarqué Michele Chaban à son travail dans un centre pédiatrique de soins palliatifs : « En donnant aux personnes un espace d'expression personnelle plutôt que de tenter de les faire correspondre au modèle médical (...) [vous observez] la riche expérience que peut être la mort. » La personne mourante devient un maître, un sage. Partager ses rêves, voilà quelque chose que la personne malade peut faire, jusqu'à ce qu'elle perde la faculté de communiquer.

Les professionnels de la santé qui ont appris à s'intéresser aux rêves de leurs clients posent des questions simples, les amenant à facilement y trouver du sens. Voici des exemples : « Comment vous sentiez-vous dans le rêve ? », « Comment vous sentez-vous maintenant ? », « À quoi cela vous fait-il penser ? », « Comment l'expliquez-vous ? » Ils font confiance aux rêveurs pour découvrir leurs propres liens avec leurs rêves.

Michele Chaban traitait ses jeunes rêveurs avec soin. « Je leur demandais : "D'après toi, quel était le sujet du rêve ?" et "Comment t'es-tu senti dans cette expérience ?"

Quand ses clients lui racontent un rêve intense au sujet de personnes décédées, Susan McCoy, la conseillère auprès de personnes ayant subi une perte traumatique, montre de l'intérêt et les invite à explorer davantage. « Je leur dis : "J'aimerais avoir plus de détails", "Comment vous sentez-vous ?", "Quelle est la chose la plus importante que je devrais savoir maintenant ?" et "N'est-ce pas merveilleux pour vous d'avoir cette nouvelle façon de communiquer avec cette personne, d'être en relation avec elle ?" »

Ces professionnels de la santé comptent sur les images du rêve pour favoriser des conversations plus profondes avec leurs clients à propos de la vie, des relations, de l'espoir, des peurs, de ce que signifie une belle vie, ou n'importe quel sujet qui se présente, tout comme je le faisais dans ma propre pratique. Tous conçoivent le rêve comme un agent œuvrant pour le compte du rêveur afin de l'aider à vivre ses derniers jours avec autant d'acceptation et de paix que possible.

Vous pouvez écouter les rêves

À ce stage peut-être pensez-vous encore : *Oui, mais ce sont des fournisseurs de soins professionnels. Qui suis-je pour écouter les rêves des autres ? Je n'ai pas lu tous les dictionnaires de rêves. Je ne connais rien aux motivations inconscientes qui se tapissent sous la surface. Je n'ai pas assez lu Carl Jung, Sigmund Freud ou Montague Ullman. Puis-je vraiment ajouter une contribution valable aux rêves de la personne que j'aime ?* Vous n'êtes pas seul à vous inquiéter ainsi. Bien des gens se sentent incompétents pour écouter les rêves d'autrui. De nombreux spécialistes expérimentés du travail sur les rêves se sentent aussi nerveux chaque fois qu'ils rencontrent un nouveau groupe. Puis ils se rappellent qu'ils ne sont pas censés tout savoir et se détendent.

Cependant, il est difficile de se rappeler que cette inquiétude a une solution. Vous ne pouvez probablement pas analyser les rêves et c'est exactement ce qui fait de vous l'auditeur idéal. Vous serez moins tenté de proposer vos vues ou d'amener savamment le rêveur dans une certaine direction avec vos questions. Plus vous demeurez ouvert et curieux de son expérience, plus vous serez utile.

En fin de vie, la plupart des rêves ne demandent qu'une prise de conscience et une acceptation. Vous êtes l'auditeur, mais les rêves font eux-mêmes le travail. Ils prendront soin du rêveur aussitôt qu'il leur donnera un sens. Les rêves prendront aussi soin de vous en vous rapprochant de la personne que vous aimez.

Vous n'avez qu'à retenir les trois principes mentionnés précédemment. Créez un espace de confiance en démontrant votre intérêt. Encouragez les gens à raconter leurs rêves en posant des questions. Écouter sans offrir d'interprétation. Nul besoin d'être un professionnel de la santé ni d'avoir suivi une formation en interprétation des rêves. D'être une personne chère et de confiance au rêveur vous aidera tous deux tant pour la narration que pour l'écoute des rêves. N'oubliez pas que les rêves et leur sens appartiennent aux rêveurs. Posez des questions simples :

- Qu'est-il arrivé ensuite ?
- Comment vous sentiez-vous dans le rêve ?
- D'après vous, que signifie ce rêve ?

- Que vous rappelle ce rêve ?
- Qu'en pensez-vous maintenant ?

Voilà tout ce qu'il vous faut pour inciter une personne à parler de ses rêves. Posez des questions et ensuite écoutez les réponses. Faites preuve d'ouverture, quels que soient le récit et le sens que lui attribue le rêveur. S'il ne sait trop que penser de son rêve, s'il déclare que tout cela est absurde en hochant la tête, alors acceptez ces absurdités. Secouez la tête aussi, émerveillez-vous de ce mystère et passez à un autre rêve. Plus longtemps vous contemplez le rêve sans tenter de le faire correspondre à vos idées de ce qu'un rêve doit être, plus vous laissez de place pour que son sens se révèle par lui-même.

Si vous craignez que votre invitation à raconter un rêve soulève des questions auxquelles vous ne pouvez répondre, rappelez-vous que vous écoutez une personne que vous aimez et connaissez, qui vous aime et vous connaît. Il est peu probable que les gens s'attendent à ce que vous ayez soudain acquis les compétences pour procéder à une psychanalyse en bonne et due forme à partir de leurs rêves. La plupart sauront comment raconter leur rêve en respectant votre espace d'écoute, tout comme nous savons quand et comment aborder n'importe quel autre aspect de notre vie personnelle selon le contexte.

Si jamais quelqu'un sollicitait une interprétation de votre part, vous pouvez toujours hausser les épaules. S'il veut savoir si vous avez étudié dans le domaine des rêves, vous pouvez dire non sans perdre la face puisque très peu de gens à part les psychologues l'ont fait. Même eux n'étudient plus les rêves à la manière freudienne ou jungienne. Si la personne que vous aimez veut savoir pourquoi ses rêves vous intéressent autant, vous pouvez faire remarquer que nous rêvons tous, même quand tout notre monde s'écroule. Vous pouvez signaler que vous croyez que tous les rêves nous sont bénéfiques et que certains — peut-être même la plupart — peuvent nous venir en aide. Exercez-vous à dire cette phrase : « J'ignore ce qu'il signifie. Je crois que seul toi peux savoir quel sens il a pour toi. »

À vrai dire, nous pouvons apprécier les rêves sous l'angle de notre choix. Nous pouvons explorer le sens des anciens symboles et des métaphores cachées quand nous en avons le temps et l'énergie, mais ce n'est pas nécessaire. Les rêves nous sont utiles aussi bien en surface qu'en profondeur. Un homme peut me dire : « J'ai rêvé que je volais la nuit dernière. C'était extraordinaire ! », puis passer 15 minutes à me parler de l'époque où il pilotait des avions, ou comment il se sentait dans son rêve en regardant la terre de haut, le vent soufflant sur son visage. Nous pouvons examiner le sens symbolique du vol dans les rêves, ou l'histoire de ce type de rêve, ou encore le sens du vol dans d'autres cultures, mais ce n'est pas nécessaire. Certains rêveurs se contenteront de savourer les sensations physiques — et la liberté — que leur a procurées la faculté de voler. Souvent, il leur suffit de raconter l'aventure, sans plus, comme si l'expérience était importante en soi.

Quand vous écoutez sans intervenir avec des explications ou des idées préconçues, vous recevez le cadeau d'une présence authentique. Accueillez les images inhabituelles et laissez le rêve se déployer entièrement entre vous. Aidez la personne que vous chérissez à écouter ses rêves avec ouverture, en ayant confiance que le sens et les liens se dévoileront bientôt.

L'écoute des rêves donne lieu à une sorte d'intégration, un fusionnement de nos réalités interne et externe. Les rêves font remonter en surface d'anciennes émotions, de nouvelles questions sur notre vie et des souvenirs de nos réussites et de nos échecs, de nos regrets et de nos fiertés, de nos amours, des êtres que nous avons aimés, du sens et du but de notre vie. C'est un travail d'introspection, peut-être le plus important de tous en fin de vie. Ces émotions, questions et espoirs font partie de nous et nos rêves nous donnent un aperçu du travail qui s'effectue en nous.

L'écoute des rêves rappelle à tous la dignité intrinsèque de la personne malade – un aspect qu'il est facile de perdre de vue parmi les nombreux besoins essentiels. Les personnes en fin de vie sont souvent poussées à faire passivement confiance à l'autorité des médecins et des infirmières. Grâce aux rêves, elles peuvent reprendre les rênes, d'abord dans le rêve même et par la suite en le racontant à quelqu'un qui l'apprécie. Elles sont aux commandes quand elles en expliquent le sens ou affirment qu'il ne signifie rien du tout.

En plus de lui redonner du pouvoir, la narration d'un rêve permet au rêveur d'offrir un présent précieux à sa famille. Le rêve restaure la dignité en démontrant à tout l'entourage que le rêveur a une contribution à offrir – quelque chose qui aidera sa famille à traverser cette période difficile. Et ceci est vrai, que le rêveur soit la personne malade, le conjoint ou la conjointe, ou un jeune enfant.

Les rêves deviennent encore plus bénéfiques quand ils sont racontés. Ceux que nous gardons pour nous sont tout de même utiles, et ceux qui s'éclipsent dans les obscurs confins de notre inconscient peuvent encore avoir un effet sur nous à l'état de veille. Toutefois, leurs effets ne sont aucunement comparables au festival de lumières qui se produit quand un rêve est conservé dans la mémoire et raconté à haute voix.

Résumé du chapitre

L'histoire de l'interprétation des rêves dans la culture occidentale a fait en sorte qu'un bon nombre d'entre nous se sentent mal à l'aise et incompétents pour écouter une personne qui raconte ses rêves. En réalité, seules quelques compétences suffisent à cette activité. D'abord, amenez l'être aimé à se sentir en confiance en témoignant votre intérêt pour ses rêves. Ensuite, invitez-le à vous confier ses rêves. Sans invitation, la plupart des gens tiennent pour acquis que leurs rêves n'intéressent personne. Finalement, écoutez attentivement sans fournir d'interprétation. Laissez le rêveur donner un sens à son expérience.

Le pouvoir créatif du rêve se manifeste davantage quand il est raconté à haute voix. En mettant des mots sur notre expérience, nous entendons plus clairement le message essentiel du rêve et percevons mieux comment notre esprit rêveur est relié à notre vie éveillée — en la reflétant, l'encourageant, l'amplifiant et la remettant en cause.

Parlons de rêves

- À quand remonte la dernière fois où quelqu'un vous a confié un rêve ?

- Comment pouvez-vous inviter la personne que vous aimez à raconter ses rêves ?
- Si vous avez des enfants, de quoi rêvent-ils le plus souvent ? Les invitez-vous souvent à raconter leurs rêves ?
- Comment réagirez-vous la prochaine fois qu'une personne vous demandera d'interpréter un de ses rêves ?

Chapitre 10

Comment cultiver vos rêves

Les personnes citées dans ce livre ont appris à puiser dans les rêves au moment où elles avaient le plus besoin de réconfort et de soutien. Mais les rêves ne surviennent pas soudainement en fin de vie. Ils nous accompagnent tout le long de notre vie avec leurs perspectives nouvelles, leur humour, leurs remises en question et leur consolation chaque fois que nous nous y intéressons. Tout comme ils le font en fin de vie, ils peuvent jouer un grand rôle dans notre quotidien si nous voulons bien accepter leur assistance et croire en leur pouvoir.

Ce chapitre a pour but de consolider votre lien avec vos rêves durant votre vie éveillée. Pourquoi attendre la fin de votre vie pour profiter des avantages décrits dans ce livre ? Commencez dès maintenant à créer ce partenariat de confiance avec vos rêves.

Je ne peux vous garantir que vous fassiez de beaux rêves à partir de maintenant si vous suivez mes suggestions. Les mauvais rêves, ainsi que ceux qui provoquent un malaise ou de la confusion, font partie de l'univers onirique. Par contre, je peux vous offrir une méthode de base qui a servi aux personnes citées dans ce livre. Elle vous aidera à engager un dialogue avec vos rêves et à bâtir une relation fiable entre eux et votre quotidien.

Cette méthode de base n'est pas nouvelle. Elle est utilisée dans d'autres civilisations partout dans le monde depuis des siècles. Charles D. Laughlin compte environ 4000 cultures de toutes tailles dans le monde actuel, et dans la plupart le rapport avec les rêves constitue un aspect de la vie courante. Beaucoup de gens reconnaissent que la réalité à l'état de veille et celle des rêves sont deux facettes distinctes, mais tout aussi valables dans la vie en général. En conséquence, les rêves jouent un rôle important dans leurs interactions quotidiennes.

Dans ces cultures où les rêves font partie intégrante du quotidien, les enfants apprennent très tôt à leur prêter attention. Ils sont interrogés quotidiennement sur leurs rêves et l'on s'attend à ce qu'ils contribuent au bien-être de leur collectivité grâce à eux. La collectivité croit que tous les rêves peuvent être utiles à celui qui les fait, à sa famille et à l'ensemble de la communauté.

Cette confiance en l'extrême utilité des rêves incite tout le monde à s'engager dans la pratique quotidienne qui consiste à raconter ses rêves, même quand de temps en temps certains semblent alambiqués ou embarrassants. En leur prêtant simplement attention, les rêveurs créent un partenariat avec leurs rêves. Dans le cadre de cette pratique régulière, les rêves deviennent plus fiables et l'on peut compter sur eux pour résoudre les problèmes et les conflits interpersonnels.

Dans la culture moderne occidentale, dès la tendre enfance nous recevons aussi une formation intense sur la façon de concevoir nos rêves. Mais l'objectif est inversé. Nous apprenons que les rêves ne sont pas fiables et que nous ne pouvons compter sur eux. Nous apprenons aussi à ne pas parler de rêves à l'école et au travail et à ne pas porter d'intérêt à ceux d'autrui. Puisqu'ils ne sont pas réels, les rêves ne sont pas dignes de confiance.

À l'âge adulte, nous avons bien appris comment laisser s'estomper les images de la nuit avant même d'ouvrir les yeux. Soit nous les oublions, soit nous ne pensons pas à la plupart de nos rêves. Comme l'écrit Charles D. Laughlin : « Ces sociétés occidentales (...) détournent des [rêves] le développement de la conscience pour le diriger vers les procédés perceptuels et cognitifs orientés vers le monde extérieur[93]. » À mesure que nous acquérons notre langue maternelle, très vite nous prêtons l'oreille aux sons qui ont un sens dans notre famille et bloquons ceux qui ne servent pas à communiquer entre nous. Similairement, nous rejetons les images de nos rêves parce que très vite on nous a répété qu'elles ne signifiaient rien.

Ainsi, dans la culture occidentale, pour bien des gens, les rêves ne sont qu'une multitude d'images disparates rassemblées sans le moindre souci de créer une intrigue ou un récit et, puisqu'ils n'ont pas de sens, nous n'avons aucune raison d'y faire attention. Nous croyons que ces amas d'images disparates prouvent que les rêves sont incompréhensibles et oublions que notre aide est requise pour leur donner un sens. Sans notre interprétation, tous nos rêves nous semblent aussi incompréhensibles qu'une langue étrangère, ce qui ancre notre croyance qu'ils ne servent à rien.

La bonne nouvelle, c'est que vous pouvez changer cette vision des choses sans trop d'efforts. Il est assez simple

93. Charles D. LAUGHLIN, *Communing with the Gods,* p. 62-63. « Les enfants apprennent dès la petite enfance que les rêves ne sont pas réels (« Ce n'est qu'un rêve, mon bébé, rendors-toi »), qu'ils se produisent sans raison et qu'il faut les oublier. Normalement, à l'école primaire, on ne parle pas des rêves et l'information qu'ils nous livrent, le cas échéant, a peu de lien, ou aucun, avec la vie à l'état de veille. Ainsi, les rêves façonnent peu la culture, surtout en ce qui a trait aux questions spirituelles. » [N.d.T. : Traduction libre]

d'apprendre à engager un dialogue avec vos rêves et c'est beaucoup plus facile que l'apprentissage d'une autre langue. Notre cerveau est conçu pour les rêves de la même façon qu'il l'est pour la perception et la mémoire. Il produit de nouveaux rêves chaque fois que nous dormons, que nous les retenions ou non.

Pour aller à la rencontre de vos rêves, vous n'avez qu'à demander à votre cerveau de les remarquer. Il suffit de dire : « Je veux me souvenir de mes rêves. » Voilà le premier exercice, peut-être bien le seul, dont vous aurez besoin. « Je veux me souvenir de mes rêves. » Répétez-le à haute voix ou pensez-y au moment de vous mettre au lit, puis voyez ce qui arrive. C'est plus ou moins la phrase que se disent les gens autour du monde depuis des milliers d'années : « Je veux me souvenir de mes rêves. »

Peut-être avez-vous de la peine à croire à l'efficacité d'un exercice aussi simple, mais notre cerveau travaille vraiment de concert avec nos désirs quand il s'agit de remarquer ou de se rappeler notre environnement. Notre cerveau est configuré de manière à assimiler de grandes quantités de données sensorielles par l'intermédiaire de nos cinq sens et à faire abstraction de ce qui n'est pas important pour nous. Sans intervention de la pensée consciente, le cerveau fait la distinction entre l'information nécessaire (cette voiture approche trop vite) et tous les bruits de fond du moment (je sens les gaz d'échappement; le siège de la voiture est chaud; il y a exactement 18 voitures dans mon champ de vision en ce moment : une rouge, deux bleues, une camionnette dont un feu arrière ne fonctionne pas, etc.). Nous n'avons pas le temps de prêter attention aux détails et notre cerveau élimine donc certaines choses de notre conscience... en fait, beaucoup de choses. Et si jamais nous souhaitons être conscients de plus de choses, nous n'avons qu'à donner à notre cerveau l'ordre d'y être attentif.

Voici un exemple de la manière dont notre intention consciente peut facilement commander ce que nous voyons. Scrutez rapidement la pièce dans laquelle vous vous trouvez actuellement. Que remarquez-vous ? Maintenant, fermez les yeux un instant et dites-vous que vous voulez remarquer la couleur bleue. Pensez à tous les tons de bleu, puis ouvrez les yeux et examinez la pièce à nouveau. Vous serez sans doute surpris de constater à quel point votre cerveau repère rapidement tous les tons de bleu dans la pièce. Cette couleur a toujours été là, mais faisait partie « du bruit de fond » ; c'était un détail sans importance que votre cerveau filtrait. Dès que vous décidez que le bleu est important, vos yeux capteront cette couleur pratiquement sans effort. Le bleu devient soudain plus évident à cause de cette simple demande que vous avez formulée.

Le même truc s'applique à nos rêves. Souvent, nous traitons nos rêves comme du bruit de fond. Nous les mettons de côté au profit de la vie concrète et en conséquence ils deviennent presque invisibles. Par contre, quand nous nous disons que nous voulons nous rappeler nos rêves, notre cerveau les retiendra assez longtemps pour que nous puissions les remarquer. En vous souvenant de plus en plus de vos rêves, un nouveau réseau neural se construit peu à peu — un pont mental reliant votre conscience éveillée et vos rêves.

Forger de nouveaux réseaux neuraux

Selon Charles D. Laughlin, la préférence que nous accordons à la logique par rapport à l'intuition crée un mur entre ces deux fonctions dans notre cerveau. Quand nous décidons de ne pas réfléchir à nos rêves, nous limitons notre pensée rationnelle à des questions liées à la vie éveillée. Quand nous dormons, notre cerveau doit donc compter presque exclusivement sur notre potentiel créatif et intuitif pour rêver. Ainsi, les rêves que nous réussissons à conserver nous paraissent fragmentés, illogiques, fugaces et diffus.

Quand vous vous permettez de réfléchir à un rêve à l'état de veille, vous activez automatiquement votre cerveau rationnel et logique pour trouver un sens à partir des images que vous avez retenues. Cette activation crée un nouveau réseau neural — un pont entre votre esprit éveillé rationnel et votre esprit intuitif qui dort. Plus souvent vous cherchez consciemment à trouver du sens dans vos fragments de rêve, à y voir une partie d'un récit cohérent, plus vite votre cerveau accomplira la même tâche avec vos rêves quand vous dormez. Au fil du temps, votre cerveau à l'état de sommeil se mettra à recourir à la logique et à la narration dans les rêves. Il vous semblera alors que vos rêves deviennent plus cohérents, s'apparentant encore plus à une histoire. Vous obtiendrez de plus en plus de scénarios ayant un fil narratif et moins d'images qui semblent venues de nulle part.

Vos rêves paraîtront aussi plus clairement liés aux préoccupations de votre vie éveillée puisque votre esprit rêveur est influencé par votre esprit à l'état de veille. Vous rencontrerez moins de monstres atroces et plus d'adversaires familiers. En retour, vous aurez l'impression que vos rêves soutiennent mieux votre vie à l'état de veille et la remettent en question de manière plus pertinente.

À un certain stade, si vous décidez de ne plus penser à vos rêves, le processus fonctionne aussi inversement. Cessez de penser aux rêves en vous mettant au lit, ne vous demandez plus de les retenir, et ils vous échapperont tout simplement. Abandonnés, les réseaux neuraux créés entre votre partie rationnelle et votre partie intuitive disparaîtront, tout comme les habiletés que nous n'employons pas finissent par disparaître. Privés de l'accès à cette partie rationnelle du cerveau, vous constaterez que vos rêves redeviendront plus diffus, discontinus et faciles à oublier.

Ce système n'est pas infaillible. Il faut de la pratique et de la volonté pour développer ces réseaux neuraux, tout comme lorsque vous voulez apprendre à parler une langue étrangère, à jouer d'un instrument ou à conduire une voiture. Il vous arrivera encore de vous réveiller avec un rêve insensé, mais il y en aura plus qui se rapporteront à votre vie éveillée. Quand vous produisez un rêve fragmenté, vous avez toujours l'option de l'explorer davantage ou de le laisser tomber en ayant confiance que tout message important s'éclaircira dans un prochain rêve.

Dialoguer avec vos rêves

Se souvenir de ses rêves ressemble beaucoup à une conversation avec un nouvel ami. Vous vous ouvrez à des opinions et à des idées inconnues et risquez d'être surpris, enchanté, irrité ou intrigué. Jamais vous ne serez aux commandes du rêve, tout comme vous n'avez aucune emprise sur les pensées et les réactions de votre ami. Vous ne pouvez savoir ce que vos rêves vous apporteront, tout comme vous ne pouvez prévoir ce que dira votre ami. Et tout est bien ainsi.

Quelles que soient les connaissances que vous acquerrez sur les rêves en général, jamais vous ne pourrez prescrire le prochain rêve. Ne pas être aux commandes et ne pas savoir ce qui arrivera sont deux des principaux plaisirs de rêver. Si vous avez la volonté d'écouter, de vous ouvrir à cet ami inconnu, peut-être découvrirez-vous des informations intrigantes (ou dérangeantes ou instructives) sur vous-même.

Alors que je peux avoir une influence sur ma capacité de me rappeler mes rêves, leurs images elles-mêmes résultent rarement de mon esprit conscient. Mes rêves me surprennent et, selon moi, c'est l'un de leurs nombreux pouvoirs. Je m'éveille la tête emplie d'images imprévues et d'idées nouvelles. Parfois, mes rêves me font peur, mais généralement ils m'enchantent avec leurs nombreux fils reliés à mes vies intérieure et extérieure.

Si l'écoute des rêves s'apparente à une conversation avec un ami de confiance, nous possédons déjà tous les outils nécessaires pour y réagir, c'est-à-dire les règles de base de l'étiquette. Déjà, nous nous sentons compétents, même si le sens des rêves nous échappe encore. Quand je discute avec mes amis, je respecte trois règles sensées qui s'appliquent également quand j'établis un dialogue avec mes rêves :

1. J'invite les rêves.

2. J'écoute attentivement.

3. Je réponds avec respect.

Ce sont les trois règles uniques que je connaisse pour la plupart des conversations, que nous parlions de la météo, de réparations automobiles, de rêves, d'émotions ou de spiritualité. Nous invitons la conversation en posant des questions et en accueillant les réponses avec une attitude d'ouverture. Nous libérons notre esprit de nos pensées et de nos sentiments pour bien écouter ce qui nous est offert et nous répondons en donnant le meilleur de nous-mêmes.

Inviter les rêves

Quand j'étais très jeune, ma mère m'envoyait me coucher en me disant : « Fais de beaux rêves. » Ce message gentil et chaleureux énoncé comme une invitation est devenu une routine qui m'incitait à appeler les beaux rêves en posant ma tête sur l'oreiller. Inviter les rêves peut être aussi simple que de souhaiter à ceux que vous aimez de faire de beaux rêves. Ce souhait formulé à la famille et aux amis met dans l'esprit de chacun l'idée qu'il est normal de rêver et que c'est souvent une partie intéressante du sommeil. De plus, il rappelle à tous qu'il est permis de rêver.

Pour certaines personnes, il s'agit de définir une intention, c'est-à-dire de se rappeler consciemment qu'elles veulent se souvenir de leurs bons rêves. Sur le point de vous endormir le soir, quand votre tête se détend sur l'oreiller, dites-vous : « Je veux me souvenir de mes rêves. » Cette phrase informe votre esprit rêveur de votre intérêt et de votre désir de retenir tout rêve qui vous sera offert. Simultanément, vous dites à votre esprit rationnel occidental de baisser la garde devant la prétendue folie de vos rêves. Vous créez un lieu sûr dans votre mémoire où les images du rêve peuvent s'attarder et vous demandez à votre cerveau rationnel d'en tirer du sens afin de pouvoir les mémoriser.

La plupart des rituels et des habitudes liés aux rêves, aussi élaborés soient-ils, proviennent de cet outil de base qui consiste à nous demander de nous rappeler nos rêves. Anciennement dans la culture occidentale, les gens se rendaient à des temples éloignés créés spécifiquement pour les rêves guérisseurs. Ils étaient en quête de grands rêves – des rêves pouvant les guérir et transformer leur vie. Ils jeûnaient et priaient Asclépios, le dieu de la guérison, en vue de faire des rêves importants. Ils portaient des vêtements spéciaux, dormaient dans des pièces désignées du temple et faisaient interpréter leurs rêves par les gardiens du temple ayant reçu une formation à cet égard.

De nos jours, il n'est pas courant de faire un voyage aux temples de guérison, mais chaque nuit nous dormons. Nous abandonnons régulièrement notre emprise consciente sur notre corps. Nous fermons les yeux, posons notre tête et attendons patiemment que le sommeil nous envahisse, généralement confiants de nous éveiller sains et saufs dans quelques heures. Nous avons une routine de sommeil régulière découlant d'un besoin physique et d'une coutume culturelle. À cette coutume, nous pouvons ajouter un simple souhait – pour nous-mêmes et ceux que nous aimons – celui de faire de beaux rêves.

Cette méthode pour se souvenir des rêves peut être perfectionnée de quelque façon que ce soit pour stimuler votre mémoire. Les gens qui portent un grand intérêt à leurs rêves appliquent souvent une version moderne du rituel grec ancien. Sans nécessairement se rendre en un lieu lointain, ils trouvent des façons d'approfondir davantage ce souhait de faire de beaux rêves. Avant de s'endormir, ils se concentrent sur une question précise et invitent un rêve qui y apportera une réponse. Plus les demandes sont précises, plus les tâches seront perfectionnées pour imprégner l'esprit rêveur de leur importance. Certaines personnes méditent sur leur question, d'autres prient. D'autres encore concrétisent leur intention de capter toutes les images de leurs rêves dont elles se souviennent au réveil en les dictant sur magnétophone ou en les notant dans un journal.

Il revient à chacun de choisir à qui adresser ces demandes concernant les rêves. Certaines personnes s'adressent à Dieu ou à leurs esprits-guides. Les personnes endeuillées invitent leurs chers disparus à venir leur rendre visite. Les personnes qui habitent trop loin pour être auprès de l'être aimé se concentreront sur un voyage qui les mènera jusqu'à lui afin de le voir brièvement une dernière fois avant son décès. Les artistes recherchent une muse, alors que les scientifiques espèrent qu'en se concentrant intensément sur leur problème, la partie créative de leur cerveau apte à trouver des solutions s'activera.

Une de mes amies a demandé à ses étudiants de tenir un verre d'eau dans leur lit pendant cinq minutes avant de s'endormir, en se concentrant sur la question pour laquelle ils voulaient une réponse. Le matin, ils devaient boire l'eau avant de se lever et mettre par écrit toutes les images de leurs rêves qui leur venaient à l'esprit. Elle leur enseignait à solliciter l'eau pour produire les rêves, non pas parce qu'elle croyait que l'eau pouvait apporter une réponse, mais parce qu'elle savait qu'il s'agissait d'un rituel simple qu'ils pouvaient utiliser pour concentrer leur attention sur leur désir. Cette concentration sur l'eau stimulait leurs souvenirs des rêves. Leur attention et leur désir de rêver étaient concentrés dans l'eau et quand ils la buvaient le lendemain ils se rappelaient à nouveau leur intention.

Écouter attentivement

Pour bâtir une relation avec vos rêves, la deuxième condition consiste à prêter attention à ceux dont vous vous souvenez. Vous les avez invités, maintenant imprégnez-vous-en un instant et écoutez-les. L'écoute de vos rêves peut être aussi simple ou élaborée que vous le souhaitez. L'approche la plus élémentaire consiste à rester au lit quelques minutes au réveil pour tenter de faire émerger les images. Restez immobile quelque temps, refermez les yeux et pensez aux images et aux sensations qui flottent dans votre esprit. Certaines personnes s'éveillent avec un film complet se déroulant dans leur esprit : des aventures qui se passent dans des paysages inconnus, des personnes aimées, des étrangers venus de nulle part, leur récit comportant cinq ou six décors. D'autres ne retiennent qu'une seule image.

Il vous faudra de la pratique et de la patience envers vous-même avant de vous souvenir de vos rêves assez bien pour entendre leurs messages. Au début, peut-être ne retiendrez-vous que des fragments de conversation, une couleur ou un bout de chanson, et peut-être vous demanderez-vous si ce nouveau rêve vaut la peine d'instaurer cette pratique. Essayez de garder le rêve en vous durant une partie de la journée. Si vous n'avez retenu qu'un vers d'une chanson, tentez de la compléter en trouvant les autres. Fredonnez-la dans la douche et voyez ce qu'elle évoque.

Écouter les rêves, ce n'est pas les analyser. Pour écouter, il suffit d'être attentif, soit à leurs détails ou aux sensations qu'ils laissent en vous. Vous pouvez vous poser les mêmes questions directes mentionnées dans ce livre : Que s'est-il passé et comment vous sentiez-vous ? À quoi cela vous a-t-il fait penser ? Comme aime bien le répéter le révérend Dr Jeremy Taylor, spécialiste des rêves et auteur, nos rêves nous appartiennent, nous sont bénéfiques et s'expriment dans un langage que nous pouvons comprendre.

Beaucoup de rêves puisent dans les images et les événements de notre quotidien. À mesure que vous commencerez à reconnaître ces inspirations dans vos rêves, ils vous paraîtront sans doute moins mystérieux et plus près de vos besoins que vous ne l'auriez cru. Ainsi, vous aurez encore plus raison de croire que vos rêves travaillent en partenariat avec vous.

Mon amie Patricia est psychologue et a étudié l'œuvre de Carl Jung à l'école d'études supérieures. Son moyen favori de retenir un rêve particulièrement marquant consiste à imaginer qu'elle le porte avec elle durant toute la journée. C'est ce qu'elle appelle « marcher avec son rêve ». Quand elle se souvient d'un rêve qu'elle a envie d'explorer, elle se voit en train de le ranger soigneusement dans sa poche, à portée de main, de manière à pouvoir considérer sa journée de la perspective du rêve. Elle se demande en quoi le monde diffère depuis qu'elle a fait ce rêve. Comment ce rêve qui a surgi dans sa vie est-il venu teinter sa journée ? À quoi l'amène-t-elle à réfléchir ? Elle l'écoute en considérant sa vie éveillée à travers les lentilles de ses images. Elle le laisse prendre sa place et s'immiscer dans sa journée.

J'aime cette idée que mon rêve m'accompagne partout et je l'ai essayée plusieurs fois. Une fois, j'ai rêvé que je volais à travers les nuages — pas en avion, juste moi qui filait à toute allure autour du globe, libre et radieuse — et à mon réveil je me sentais folle de joie. Je n'avais aucune autre raison de me sentir joyeuse, mais cette joie d'avoir volé m'a habitée toute la journée. J'ai laissé le rêve déteindre sur mon humeur, car je me disais que je ne pouvais rien éprouver de mieux en marchant dans la rue que cette exaltation procurée par la sensation du vol. J'ai laissé l'énergie émotionnelle du rêve pénétrer la frontière entre mon esprit à l'état de sommeil et celui à l'état de veille et colorer ma journée à sa manière.

Quand vous parvenez à maintenir les émotions de vos rêves durant votre vie éveillée, vous contribuez à approfondir le réseau neural décrit par Charles D. Laughlin. Il deviendra alors beaucoup plus facile de ramener votre soi conscient et logique dans vos rêves et de trouver dans leurs images aléatoires un ordre créant un scénario.

Vous pouvez ordonner vos rêves en une séquence logique en leur donnant un titre ou un descriptif tel que « C'est le rêve où je me tenais dans une file pendant des heures sans savoir pourquoi » ou « C'est le rêve où je tombais et où je me suis réveillé avant d'atterrir ». Il ne s'agit pas de faire de la grande littérature, mais de reconnaître et d'amplifier le message du rêve par une description succincte. Cela permet de mettre l'accent sur le sens qu'a le rêve pour vous, même si parfois ce sens se limite à « je ne sais pas ». À son tour, le sens que vous découvrirez vous aidera à retenir les détails qui l'ont créé, apprenant à votre cerveau rêveur que vous voulez obtenir des histoires.

Vous pouvez réfléchir aux actions que vous avez posées et aux décisions que vous avez prises dans le rêve. Demandez-vous si vous agiriez de la même façon dans votre vie éveillée et ce que vous auriez fait différemment si vous aviez été plus conscient qu'il s'agissait d'un rêve. Voilà comment vous commencerez à réagir à vos rêves.

Réagir avec respect

Tout type de conversation nécessite un échange réciproque. S'il n'y a qu'une seule personne qui parle sans réponses ou commentaires de la part de l'interlocuteur, l'entretien prend vite fin ou n'en était pas vraiment un au départ. Dans les conversations respectueuses, je réagis à ce qui est dit. Je me laisse toucher d'une manière ou d'une autre par ce qui est dit. Réagir avec respect ne veut pas dire que je suis d'accord avec tout ce que j'entends. Il est possible que j'argumente, que je rie ou applaudisse, ou encore que je me lance dans un autre récit pour appuyer les dires de mon interlocuteur. Réagir avec respect signifie que je respecte la personne qui parle. Je respecte son droit d'exprimer ses opinions personnelles.

Il en va de même de notre interaction avec nos rêves. Toute réaction, qu'elle ait été planifiée avec soin ou exprimée spontanément, aura une influence sur le contenu et la fréquence des prochains rêves. Par nos réactions, nous entraînons nos rêves à nous livrer ce que nous souhaitons le plus entendre par la suite, ce que nous pouvons tolérer en matière d'images, ainsi que les histoires qui renferment les messages émotionnels les plus clairs et les plus percutants.

Si je veux bâtir une relation de confiance avec mes rêves, je dois y réagir avec le même respect que je témoigne à un nouvel ami. Je ne renonce pas à mon droit d'être en désaccord, de rire ou de changer le sujet, comme dans toute conversation, mais si je souhaite rester en relation avec mes rêves, je dois leur accorder le même droit d'être entendus qu'à tous mes amis.

Il existe autant de façons de réagir avec respect qu'il y a de rêveurs. Le seul fait de prêter attention à vos rêves encouragera votre cerveau à se rappeler plus de rêves à l'avenir – une sorte de réaction simple. Pour aller plus loin, vous pouvez enregistrer vos rêves sur un appareil audio, les écrire dans un journal, les raconter à quelqu'un, ou en faire une narration à haute voix dans la douche. Certaines personnes ont créé des applications mobiles et des sites Web pour l'enregistrement et le classement des images issues de leurs rêves. Ce sont des moyens d'écouter plus attentivement les rêves sans réagir concrètement à leurs messages particuliers.

D'autres se sentent plus à l'aise de réagir activement à leurs rêves. Certains poursuivront l'élan du rêve le lendemain matin en créant des œuvres picturales, musicales, ou des poèmes, qui les illustrent. D'autres encore trouveront des solutions à des problèmes qui les tourmentaient et les mettront aussitôt en application. Les scientifiques rêvent aussi souvent que les artistes de leur travail et certains ont fait des découvertes en s'inspirant de leurs rêves.

Si vous êtes prêt à investir du temps et des efforts en ce sens, il est possible d'effectuer un travail en profondeur qui pourrait s'avérer révélateur dans un groupe de soutien axé sur les rêves ou chez un thérapeute. Toutefois, une démarche aussi intense n'est pas nécessaire pour construire une relation de confiance avec vos rêves.

Réagir à un rêve, c'est respecter l'idée qu'il a quelque chose à vous dire, que vous soyez ou non d'accord avec ce message. Vous pouvez remettre en cause vos rêves, douter de leur logique et évaluer leur simple utilité pragmatique. Vous pouvez laisser leurs images imprégner votre quête spirituelle, en trouvant en eux des réponses à vos prières et des aperçus d'un autre monde.

Utilisez vos rêves comme points de départ de votre conversation plutôt que de souhaiter (ou d'appréhender) qu'ils renferment toutes les réponses à vos questions. Questionnez-vous : Qu'est-ce que j'aime de ce rêve ? À quoi me fait-il penser ? Si ce rêve revenait, quelles actions différentes poserais-je, quelles paroles différentes prononcerais-je ? Vous pouvez réinventer les rêves que vous n'aimez pas et imaginer votre propre conclusion, tout comme vous recréez les conversations qui se sont mal déroulées.

L'interaction de base avec les rêves

L'interaction avec les rêves que j'ai décrite dans ce livre — *À quoi avez-vous rêvé ? Comment vous êtes-vous senti ? À quoi ce rêve vous fait-il penser ?* — est une forme élémentaire d'interprétation des rêves. Facile à retenir et non menaçante par sa manière d'établir un pont entre la vie éveillée et les rêves, elle amène les rêveurs à se sentir immédiatement compétents face à leurs rêves. Rien ne vous empêche d'entreprendre un travail plus complexe, mais ce n'est pas nécessaire pour construire une relation de confiance avec vos rêves.

Souvent, il me suffit de recourir à la méthode d'interaction de base avec les rêves présentée dans ce livre. Elle me permet une assez bonne introspection, qui me fait sentir en partenariat avec mes rêves. Les rêves deviennent une passerelle pour comprendre la direction que je donne à ma vie actuellement. Je reste avec le rêve assez longtemps pour voir ce qu'il m'indique, sans me soucier de ce qu'il pourrait cacher. Je n'accorde pas beaucoup d'attention aux symboles mythiques, aux allégories ou aux illusions littéraires qui pourraient se tapir sous la surface. Je suis certaine que mes rêves renferment ce genre de métaphores, mais je sais que je n'ai pas besoin de prendre le temps de les explorer pour que le message me satisfasse.

Cette interaction avec les rêves s'apparente beaucoup à l'acquisition de compétences de base en cuisine. Le résultat obtenu n'est pas aussi raffiné et la plupart des gens s'entendraient pour dire que le mélange de saveurs n'est pas aussi complexe lors de la dégustation. Toutefois, quelques principes de base en cuisine suffisent pour produire des mets satisfaisants, nutritifs et faciles à préparer dans le cadre d'un horaire chargé. La mission est accomplie sans trop d'efforts, d'une manière qui peut s'avérer plaisante et captivante. L'attention de la personne qui cuisine peut se reporter sur d'autres champs importants de la vie.

En acquérant des compétences de base en cuisine, chacun peut se sentir compétent en respectant l'obligation de bien prendre soin de soi. Pour ceux qui aspirent à devenir chefs, ces compétences rudimentaires constituent la fondation de toute une vie d'explorations culinaires. Toutefois, la majorité des gens n'utiliseront que quelques principes de base comme outils et, pour leurs proches, leur cuisine aura l'effet d'une maison réconfortante.

L'interaction de base avec les rêves peut piquer votre intérêt au point de vous donner envie d'approfondir leur exploration, ou vous satisfaire telle qu'elle pour le reste de votre vie. Les enfants, les jeunes adultes, les aînés, les personnes malades et celles qui ont toujours été en bonne santé ont tous trouvé des avantages à se poser ces questions fondamentales : Que s'est-il passé dans le rêve ? Comment me suis-je senti ? À quoi cela me fait-il penser maintenant ?

Ces questions amorcent une conversation avec les rêves qui reste simple et directe. J'ai été ravie de constater que de nombreux spécialistes des rêves encourageaient leurs lecteurs à s'approprier leurs rêves. Voici ce qu'écrivent Kelly Bulkeley et Patricia Bulkley dans *Dreaming Beyond Death* [N.d.T. : Rêver au-delà de la mort] :

> Nous voulons vraiment mettre l'accent sur ce point : *Vous pouvez comprendre vos rêves.* Tous les humains sont naturellement des rêveurs et chacun de nous possède le don inné de trouver un sens à nos rêves et d'en tirer de précieuses leçons. Chacun de nous est le meilleur expert qui soit quand il s'agit de percevoir du sens dans nos propres rêves[94].

De la confiance, voilà tout ce qu'il vous faut.

Faites confiance à vos rêves, faites-vous confiance

L'interprétation des rêves se résume à une question de confiance. Pas seulement si nous croyons que le rêve peut être bénéfique, mais si nous devons nous faire confiance pour y trouver un sens. Dans la culture occidentale moderne, nous avons appris non seulement à nous méfier de nos rêves parce qu'ils seraient absurdes, mais également de nous méfier de notre propre capacité de les interpréter.

Quand Sigmund Freud et Carl Jung ont prouvé combien les rêves pouvaient être importants, ils ont simultanément conçu des règles complexes pour leur interprétation. En conséquence, les personnes qui n'avaient pas reçu de formation dans ce domaine en sont arrivées à croire qu'elles ne

94. Kelly BULKELEY et Patricia BULKLEY, *Dreaming Beyond Death*, p. 135.

détenaient pas la compétence nécessaire pour évaluer leurs propres rêves. Trop de gens ont renoncé à leur droit d'interpréter leurs rêves. C'est vraiment dommage. Peut-être ne puis-je comprendre mes rêves aussi bien que quelqu'un d'autre, mais ce sont tout de même mes rêves, ils se produisent expressément pour améliorer ma vie, et j'ai le droit d'en tirer les conclusions qui me servent le mieux.

Un homme d'âge mûr m'a dit l'autre jour qu'il rêvait qu'il était en chute libre et qu'il s'éveillait en sursaut en heurtant le sol. Ses rêves lui semblaient réels et l'effrayaient. Il était intrigué. Pourquoi rêvait-il si souvent qu'il tombait ? Pourquoi était-il si effrayé à son réveil ? En faisant des recherches dans Internet, il a découvert plusieurs explications qui ne semblaient pas lui convenir. Au fil des siècles, une quantité impressionnante d'interprétations potentielles ont été proposées pour expliquer les rêves de chute, entre autres le stress, la peur de l'échec ou du succès, le sentiment d'être désemparé dans le quotidien, les problèmes de couple ou de santé — la liste est infinie.

Toutefois, cet homme croyait mener une assez belle vie. Il n'était pas particulièrement stressé ni désemparé et, selon lui, ne craignait pas l'échec. Soit les interprétations ne s'appliquaient pas à sa vie, soit il entretenait des peurs inconsciemment. Que devait-il donc faire *à présent ?* Il a songé à consulter un spécialiste pour l'aider à explorer une inquiétude potentielle refoulée.

Bien sûr, il pouvait étudier avec un thérapeute les ramifications psychologiques de son rêve de chute, mais il pouvait aussi trouver une nouvelle façon de l'aborder. Je lui ai demandé ce qu'il ressentait en heurtant le sol et il a dit : « Je suis toujours terrifié, mais je ne m'éveille qu'au moment du choc. » J'ai voulu savoir pourquoi il ne s'éveillait pas plus vite et il a répondu d'un ton grognon : « Je ne cède pas quand je dois livrer bataille. » Il paraissait si fier que cela nous a amenés à parler de courage et des qualités nécessaires pour se laisser tomber au sol dans un rêve de chute. Il a été étonné d'apprendre que la plupart des gens qui faisaient ce type de rêve se réveillaient en sursaut *avant* de toucher le sol. Bientôt, il a parlé de l'énergie qui le submergeait quand il prenait un risque dans la vie.

En quelques minutes seulement, sa crainte que son rêve ne lui révèle un quelconque malheur inconscient s'était transformée en un sentiment de fierté devant son courage. Pour la première fois, il percevait son courage parallèlement à sa terreur dans le rêve ; il voyait sa volonté d'aller au bout de sa chute comme un choix malgré la peur. Son rêve est alors devenu moins révélateur d'une inquiétude et davantage un rappel de son courage, une qualité qu'il tenait en haute estime. Je lui ai fait une suggestion : la prochaine fois qu'il rêvera qu'il est en chute libre, il pourra tenter de se mettre à voler, tel un avion qui se pose et redécolle aussitôt. Ses yeux sont devenus brillants : « Je peux faire ça ? Pour aller où ? m'a-t-il demandé. « Où vous voulez », ai-je répondu en souriant. »

Après cette brève conversation de 10 minutes, il s'est senti mieux préparé en vue de son prochain rêve de chute. Son rêve pouvait-il contenir des couches psychologiques plus profondes ? Oui, bien sûr. Il pouvait avoir toutes les significations que nous avons citées précédemment, et peut-être qu'un jour cet homme découvrira que l'une d'elles lui sert à explorer sa vie éveillée. Toutefois, elles ne lui étaient pas utiles à ce moment-là.

Quand cet homme a fait le lien entre son rêve et sa vie quotidienne, il a découvert son courage ainsi qu'une façon de changer de manière imaginative son rôle dans le rêve, de victime impuissante à celui de participant actif. Ses rêves lui ont fourni un moyen de faire simultanément l'expérience de son courage et de sa peur dans un véritable échange de sentiments et d'idées. Une analyse en profondeur n'aurait certainement pas nui, mais elle n'a pas été nécessaire pour qu'il sente qu'il avait repris les commandes de sa vie et d'un rêve qui l'avait dérangé. Les deux réactions sont acceptables et les deux peuvent lui être utiles.

Toute réaction où le rêve est perçu comme valant la peine d'être retenu est respectueuse. Il n'est pas toujours nécessaire de comprendre le sens des images du rêve. Si les rêves dont vous vous souvenez sont insensés, laissez-les tomber pour l'instant ; il y en aura d'autres. N'abandonnez pas. Si vous voulez améliorer votre capacité de rêver, il vous faudra avoir confiance que vos rêves se produisent en fin de compte pour vous aider, tout comme ce sera vous qui leur donnerez du sens finalement.

Comme de bons amis, vos rêves vous parleront dans un langage que vous pourrez comprendre. Vous constaterez, comme dans les meilleures conversations entre amis, que vos rêves répondront à vos intérêts et à vos demandes. Plus vous leur accorderez d'attention, plus ils deviendront dynamiques, cohérents, introspectifs et plus intéressants de façon générale. En bons amis, vos rêves vous inviteront parfois à réfléchir à votre existence et à vos relations, à vivre plus intensément. Vous n'aurez aucune emprise consciente sur les images qu'ils vous présenteront, mais vous pourrez toujours intervenir dans la conversation et vos rêves seront façonnés par vos réactions. Vous restez maître de vos pensées, de vos sensations et de vos réactions. Vos rêves sont là pour vous aider et vous appartiennent.

Même s'ils ne sont pas entravés par les contraintes de temps et d'espace du quotidien, les rêves restent étroitement liés à votre vie personnelle à l'état de veille. Ils vous sont utiles en vous dévoilant vos peurs les plus profondes et vos espoirs les plus grands. Ils vous fournissent de nouveaux points de vue, d'agréables échappatoires et des terreurs à vaincre, tout cela afin d'évoluer comme être humain. Ils sont toujours, toujours bienveillants.

Résumé du chapitre

Quand nous rêvons, nous relâchons notre emprise sur les limites de la réalité physique. Nous explorons d'autres perspectives sur la vie éveillée, résolvons des problèmes, utilisons les images du rêve pour établir des liens nouveaux et recréons l'histoire de notre vie.

Quelques étapes suffisent pour renforcer naturellement notre rapport à nos rêves. D'abord, dites-vous que vous désirez vous rappeler vos rêves. Ensuite, quand vous en retenez un, prenez quelques minutes pour y trouver un sens. Finalement, réagissez à votre rêve comme s'il méritait votre attention.

Ayez confiance que vos rêves se produisent pour vous aider, même si vous n'aimez pas ou ne comprenez pas certaines images. Même les mauvais rêves peuvent nous servir à mieux diriger notre vie en éclairant nos inquiétudes. Ayez confiance que vous serez capable d'éprouver le large éventail d'émotions que provoqueront peut-être vos rêves. Vous aurez toujours l'option de vous réveiller et de quitter le rêve s'il le faut. Vous pourrez toujours y revenir et modifier le scénario plus tard.

Ayez confiance que vous trouverez l'équilibre qui vous convient entre votre vie éveillée et vos rêves, vous permettant de compter sur eux à votre convenance. Vous avez le droit de donner à vos rêves tout sens qui vous paraît approprié. Et quand vous et votre famille devez affronter le moment difficile qu'est la fin d'une vie, que ce soit la vôtre ou celle d'une personne que vous aimez, grâce à cette interaction que vous aurez entretenue avec vos rêves, ceux-ci pourront mieux vous soutenir.

Parlons de rêves

- Croyez-vous que vos rêves existent afin de vous aider dans votre vie quotidienne ? Pourquoi ou pourquoi pas ?
- Quel lien avez-vous découvert entre vos rêves et vos croyances spirituelles ? Vos rêves amplifient-ils votre foi ou remettent-ils en cause ce que vous savez ? Selon vous, pourquoi ont-ils cet effet ?
- Quel lien avez-vous découvert entre vos rêves et votre vie éveillée ? Vos rêves reflètent-ils votre vie éveillée ou y réagissent-ils ? Présentent-ils des images aléatoires ou vous entraînent-ils dans des aventures hors de l'ordinaire ? Selon vous, pourquoi ont-ils cet effet ?

Épilogue :
Des rêves qui ont un sens et un but

Dans l'introduction, j'ai signalé que les rêves en fin de vie pouvaient nous aider de trois façons et, tout au long du livre, j'ai tenté d'évoquer ces trois niveaux d'interaction. Il y a d'abord le contenu. Les rêves nous offrent des images, des histoires et des messages qui témoignent directement de notre vie. Les images nous réconfortent, parfois nous poussent à nous remettre en question et nous fournissent un moyen de réfléchir à ce que nous voulons et à qui nous sommes. Le deuxième niveau d'interaction entre en action quand nous parlons de nos rêves avec des personnes en qui nous avons confiance. Ce faisant, nous offrons un cadeau aux gens que nous aimons en leur dévoilant notre monde intérieur. Un rêve partagé peut rassembler une famille et aider à amorcer les conversations difficiles, mais importantes, qui sont nécessaires. La narration rend les rêves encore plus magnifiques et nous aide à y découvrir des sens nouveaux plus profonds ainsi qu'une forme de spiritualité.

Au troisième niveau, notre esprit rêveur tient pour acquis que ce que nous ressentons et pensons a de l'importance, que nous sommes importants et que notre vie se poursuit. Cette vision n'est pas précisément définie par des images ou des actions rêvées et c'est pourquoi les gens en parlent peu avec leur entourage. En fait, aucune personne interrogée pour ce livre ne m'a fait part de cet aspect. Cependant, la ferme conviction éprouvée dans le rêve que la vie du rêveur a encore du sens et un but vient renforcer la dignité humaine à une période où celle-ci est souvent mise en doute.

Bien que ce livre porte sur les rêves et leur potentiel de guérison, il est également ancré dans la souffrance déconcertante du processus de la mort, de la mort elle-même et du deuil. En fin de vie, à mesure que leur énergie s'épuise, les personnes sont souvent forcées de se demander ce qui rend leur vie digne d'être vécue.

Une dame âgée qui perdait rapidement sa capacité de s'occuper d'elle-même m'a dit un jour : « Je ne suis plus bonne à rien. Je ne sais pas pourquoi je suis encore ici. Ce serait mieux que je meure et qu'on en finisse. » Sans grande surprise, sa famille n'était pas du tout d'accord. Sa fille m'a fait ce commentaire : « Est-elle consciente de tout ce que je suis prête à faire pour qu'elle reste avec moi un seul jour de plus ? A-t-elle oublié qu'elle est ma mère ? C'est la seule personne qui puisse m'aimer en tant que mère, la seule capable de me sourire avec ses yeux. »

Cette femme, comme bien d'autres gens que j'ai croisés, savait que sa famille l'aimait. Toutefois, elle se demandait si elle méritait encore cet amour. Elle ne voyait plus en quoi elle contribuait encore à sa famille, un aspect de sa vie qui avait eu une importance primordiale. Elle considérait qu'elle nécessitait trop de soins pour ce qu'elle pouvait donner en retour.

À l'approche de la mort surgissent les éternels questionnements humains. Ma vie a-t-elle un sens ? Puis-je conserver ma dignité malgré la dépendance physique ? Ma vie mérite-t-elle cette lourde charge de soins dont j'ai besoin ? Pourquoi m'attarderais-je dans ce flou où je ne suis pas tout à fait vivant, mais pas encore mort ? Pourquoi ne pas partir tout de suite ?

Pour la plupart de nous, ce qui donne un sens et un but à notre vie – le travail, la productivité, les responsabilités familiales – s'estompe à mesure que nous devenons de plus en plus fragiles et dépendants sur le plan physique. Lorsque nous ne pouvons plus nous déplacer librement et que s'accroissent les soins que nous nécessitons, nous voulons savoir pourquoi nous sommes encore en vie. Nous voulons savoir que nous pouvons encore offrir à notre famille et à nos amis quelque chose qui a de la valeur. Quand notre utilité n'est plus vraiment évidente, nous nous demandons pourquoi nous devrions accepter de devenir un fardeau pour ceux que nous protégions et soutenions auparavant.

Les chercheurs ont découvert que plus les gens se sentaient inutiles et sans but dans la vie, plus leur estime de soi diminuait et plus ils se tracassaient au sujet des soins physiques dont ils pourraient avoir besoin en fin de vie. Dans les pays et les États où l'aide médicale à mourir est légale, des études ont montré qu'entre 58 % et 95 % des personnes qui y recourent expliquent leur choix principalement par la crainte de devenir un fardeau[95]. Ce qui rend cette information encore plus alarmante, c'est que bien souvent ce sentiment d'être un fardeau ne correspond pas à la charge de soins que nécessitent ces personnes. Leur crainte a surtout à voir avec

95. Keith G. WILSON, Dorothyann CURRAN et Christine J. McPHERSON, « A Burden to Others: A Common Source of Distress for the Terminally Ill », *Cognitive Behaviour Theraphy*, nº 34, 2005, p. 115-123.

le manque d'estime de soi et de dignité, le sentiment de n'être plus utile et que la vie n'a plus de sens.

La dure réalité, c'est que la plupart d'entre nous, peut-être pendant des jours, des semaines ou des mois, auront besoin de soins de la part des autres. La plupart de nous auront à subir une certaine forme de dépendance, non liée à un accident, à un acte de violence ou à une catastrophe médicale, du moins pendant une certaine période.

Il n'en a pas toujours été ainsi. Durant des milliers d'années, la plupart des maladies humaines étaient subites et entraînaient la mort. Peu de gens demeuraient dans un état de faiblesse prolongée. Ils tombaient malades et mouraient, souvent à la maison, souvent dans l'intervalle d'une ou deux semaines, de problèmes médicaux tels que des infections, des accidents, des maladies infantiles ou durant l'accouchement. À mesure que la médecine a progressé, les gens ont de plus en plus survécu à ces graves problèmes. Maintenant, nous vivons plus longtemps — assez longtemps pour mourir de maladies qui évoluent plus lentement, par exemple la cardiopathie et le cancer.

Cette durée de vie plus longue a aussi changé la pratique de la médecine. Pendant des décennies, les médecins se sont sentis moralement obligés de dissimuler la dure nouvelle d'un diagnostic fatal aux malades. Dans le cadre de leur pratique courante, ils cachaient à leurs patients les pires diagnostics et leur disaient plutôt que leur santé s'améliorait. Les médecins annonçaient parfois à la famille que l'être aimé allait mourir, tout en les encourageant à garder le secret. Ils considéraient que pour la personne en fin de vie cette nouvelle pouvait être potentiellement dévastatrice sur le plan émotionnel.

Les médecins protégeaient leurs patients de la vérité concernant leur maladie principalement parce que personne ne croyait qu'un être humain rationnel serait capable de vivre pendant une longue période affligé d'une maladie fatale. Leur but était que la personne mourante passe le plus de bonnes journées possibles sans subir la souffrance morale qui accompagne la conscience d'une mort imminente. Ce geste était motivé par la bienveillance, cachant la vérité pour nourrir l'espoir, pour offrir des instants de répit et pour que les gens vivent aussi pleinement que possible. À de nombreux égards, ils appréhendaient cette conversation que j'ai eue avec la dame âgée au début de ce chapitre.

Tant que personne ne s'enquérait auprès des personnes mourantes de ce qu'elles savaient ou pensaient, les familles pouvaient continuer de croire que leurs bien-aimés en fin de vie vivaient dans une ignorance bienheureuse, profitant de leurs derniers jours sans aucun souci et envisageant un avenir toujours probable. Tout était faux, mais pour bien des gens ces mensonges paraissaient nécessaires.

Elizabeth Kübler-Ross a été la première à demander aux personnes mourantes qu'elle connaissait ce qu'elles pensaient de leur avenir. En 1969, elle a publié son livre novateur, *Les derniers instants de la vie,* dans lequel elle révèle que non seulement les personnes en fin de vie savaient qu'elles allaient bientôt mourir, mais se sentaient souvent obligées de faire semblant qu'elles allaient bien afin de protéger leur famille et les médecins. Dans l'intérêt des personnes qu'elles aimaient, elles faisaient mine d'aller mieux, d'apprécier leur bonne santé, tout en se sentant effrayées, malheureuses, isolées sur le plan affectif, incapables de parler ouvertement de leur réalité. Tout le monde souffrait.

Les travaux d'Elizabeth Kübler-Ross ont provoqué un changement dans la pratique de la médecine et notre façon d'aborder la fin de la vie. Les professionnels de la santé ont peu à peu cessé d'insister pour protéger leurs patients de la terrible vérité, et ont commencé à reconnaître qu'ils avaient le droit de faire leurs propres choix éclairés dans le domaine de la santé et aussi de savoir quand la fin de la vie approchait.

La plupart de nous présument que nous serons informés quand les traitements que nous recevons ne seront plus efficaces. De nos jours, plus qu'à toute autre époque, nous pouvons presque tous nous attendre à vivre une période durant laquelle nous serons conscients qu'il ne nous reste que peu de temps. En tant que collectivité, nous accédons à un territoire sans précédent. Être conscient de la fin de sa vie signifie vivre en sachant que notre avenir est limité, qu'il sera rempli de pertes multiples et que nos réserves d'énergie seront en baisse.

Il nous faudra apprendre à nous accommoder de la présence de la mort qui se fait sentir, ce que peu de nous ont considéré auparavant. Nous devrons redéfinir ce qui constitue une belle vie, trouver une autre façon d'honorer notre vie intérieure où logent nos pensées et nos sentiments, nos émerveillements et nos amours, à mesure que décline notre force physique. Actuellement, peu de mots et de modèles peuvent nous servir de guides dans un tel passage, mais j'ai espoir que bientôt la fin de vie sera perçue comme une étape de l'évolution et du développement humains au même titre que l'enfance, l'adolescence et l'âge mûr.

En fin de vie, notre besoin de trouver un sens et un but à notre existence, de percevoir notre valeur personnelle et notre dignité, ne disparaît pas. Ces quatre valeurs demeurent toujours aussi profondément ancrées dans notre cœur, se faisant même sentir encore plus fortement. C'est précisément à ce moment que les rêves offrent leur plus beau cadeau. Un rêve dont nous nous souvenons à l'occasion ne réglera pas les problèmes de notre vie, pas plus qu'il ne la prolongera. Toutefois, il peut nous permettre de nous recentrer sur le sens et le but profonds de notre vie, peu importe comment nous avons choisi de les définir. Doucement, résolument, nos rêves nous rappellent que nous sommes importants, que nos sentiments et nos pensées restent toujours valables. Les rêves se précisent à partir du postulat indéfectible que nous avons encore quelque chose à offrir au monde.

Quelles que soient les images qu'apporte le rêve, elles servent à mieux nous comprendre nous-mêmes, comme si cette compréhension restait un but essentiel jusqu'au dernier jour de notre vie. Les rêves nous montrent comment s'agencent toutes les parties de notre vie. Certains nous incitent à réexaminer nos choix et nous font voir à nouveau comment nous sommes devenus qui nous sommes. D'autres nous rappellent ce qui nous reste à accomplir ou ce que nous souhaitons donner à ceux que nous aimons. Quand les rêves nous poussent à nous questionner, ils nous aident à mieux comprendre notre mode de vie ainsi que les choix que nous devons encore faire. Quand nous réagissons à nos rêves en les racontant à haute voix ou simplement en y réfléchissant, nous acceptons de nous rappeler qui nous sommes au plus profond de notre âme et ce que nous désirons pour le temps qu'il nous reste. Grâce à nos rêves, notre vie émotionnelle prend de l'importance pour la simple raison que nous sommes importants.

Chacun de nos rêves devient une sorte de chœur grec, des personnages sans nom se tenant sur un côté de la scène et commentant l'action qui se déroule. Tel un chœur grec, nos rêves commentent notre quotidien et nous fournissent une profondeur et des perspectives nouvelles. Ils font écho à nos émotions les plus fortes et soulignent les leçons essentielles que nous tentons d'assimiler. Ils nous font des mises en garde, nous réprimandent et célèbrent avec nous ; ils nous signalent nos valeurs les plus profondes. Ils donnent une portée à des moments qui autrement auraient pu passer inaperçus. Nos rêves ne semblent pas se soucier des minutes ou des journées qu'il nous reste. En rêve, chaque jour comporte un moment présent infini où il nous est possible de décider à nouveau comment nous voulons vivre. Les rêves nous poussent à creuser notre compréhension, à rechercher un autre point de vue, à offrir encore un regard affectueux et un autre moment de grâce à ceux qui sont autour de nous. Jusqu'à la fin, nous pouvons apporter notre contribution.

Dans les premières pages de ce livre, un homme qui n'avait plus que quelques jours à vivre s'est éveillé d'un rêve où il avait revu son ex-femme, ce qui avait changé sa vie. Ce rêve l'avait aidé à résoudre sa relation conflictuelle avec sa femme, elle-même décédée depuis longtemps. Un observateur extérieur pourrait très bien se demander à quoi avait servi ce rêve. Il avait ressenti une profonde appréciation envers une femme qu'il avait aimée autrefois, mais était mort quelques jours après. Ses sentiments avaient-ils encore de l'importance ?

En rêvant de sa femme, cet homme s'est rendu compte qu'il ne faisait pas qu'attendre la mort. Son rêve lui a rappelé que ses sentiments avaient toujours de la valeur et que ses souvenirs et sa relation étaient toujours aussi importants maintenant. À sa manière silencieuse, son rêve lui a fait une déclaration fondamentale : sa vie durant ces derniers jours avait un but.

Quand il a raconté son rêve à sa fille, elle aussi en a été transformée. Elle a reçu comme un présent le fait d'être témoin de la réconciliation de ses parents, même si ce n'était que dans le rêve de son père. Elle a ressenti du soulagement en voyant son père se détendre dans une paix toute calme. D'une certaine manière, elle s'est ouverte à la possibilité d'une vie après la mort en se demandant avec son père s'il reverrait sa femme. Maintenant, plusieurs années plus tard, le dernier rêve de son père fait partie des souvenirs de la famille quand sa vie est évoquée.

Les rêves sont un rappel constant que notre vie a un but qu'il nous revient de découvrir. En attribuant notre propre interprétation à un rêve, en trouvant à qui et à quoi il nous relie, nous laissons sa flamme illuminer et ranimer une vie éveillée plus enrichissante. Nous ne faisons pas qu'attendre que notre cœur cesse de battre. Les rêves nous aident à retisser notre passé et notre présent pour créer une nouvelle compréhension de la vie.

J'ai écouté de nombreuses personnes passer en revue les choix significatifs qu'elles avaient faits et comment ceux-ci avaient façonné leur vie — le choix d'épouser telle personne plutôt qu'une autre, d'avoir deux enfants plutôt que trois, de retourner aux études, de réaliser un vieux rêve pour réinventer leur vie. Que nous examinions le passé par les souvenirs ou par un rêve, nous avons une chance de voir comment nos choix nous ont conduits à cet instant. La fin d'une vie devient un chapitre d'une histoire plus vaste qui englobe toute notre existence. Rien n'est perdu ; toute décision a un sens, tout sentiment a sa raison d'être.

Les personnes citées dans ce livre ont amorcé des conversations essentielles avec les êtres qui leur étaient chers grâce aux rêves. Les rêves ont aussi accordé à certaines d'entre elles un répit de la souffrance causée par leur maladie. Les rêves ont procuré du réconfort, de l'espoir, et leur partage a permis aux familles de se soutenir dans le deuil.

Les rêves en fin de vie mettent en lumière les besoins du rêveur, quels qu'ils soient, par exemple un questionnement spirituel, un rappel des tâches terre-à-terre ou un retour sur des événements passés perturbants. Chaque rêve demeure axé sur le bien-être du rêveur. Les rêves nous aident à conserver notre équilibre affectif et spirituel durant les jours les plus durs qui soient. Grâce à eux, nous construisons des liens affectifs avec les personnes que nous aimons et parfois ils offrent un aperçu d'une réalité qui transcende le quotidien. Dans les rêves, nous découvrons un nouveau lieu qui nous attend — qu'il soit situé dans un univers spirituel ou un magnifique cadre terrestre. Les rêves nourrissent notre espoir envers ce qui existe au-delà de la mort physique.

Plus que tout, les rêves nous rappellent que nous sommes encore vivants, qu'il nous reste des choses à faire et que nous sommes capables d'offrir un dernier cadeau à notre famille. La narration des rêves restaure l'équilibre manquant entre les soins dont nous avons besoin et les contributions que nous pouvons encore apporter à notre famille. Les rêves s'appuient sur ce postulat : nos sentiments et nos pensées à propos de notre vie sont encore importants parce que nous sommes importants et parce qu'ils ont une importance pour nous et les gens qui nous aiment. Cette idée à elle seule procure un apaisement inégalable.

Les rêves en fin de vie nous font prendre conscience de nos forces intérieures, de nos croyances spirituelles et de nos buts les plus personnels. Ils nous font approfondir nos liens affectifs avec les personnes que nous chérissons. Ils nous ramènent doucement, encore et encore, vers les merveilles de notre cœur.

Documents reproduits dans ce livre

Reproduit avec la permission de Mark Welman, Ph. D. Extraits tirés de *Death and Gnosis: Archetypal Dream Imagery in Terminal Illness,* Mark Welman, Ph. D., 1996. Tous droits réservés.

Reproduit avec la permission de Destiny Books. Extraits tirés de *The Dreamer's Book of the Dead,* Robert Moss, Destiny Books, innertraditions.com, 2005. Tous droits réservés.

Reproduit avec la permission de Beacon Press, Boston. Extraits tirés de *Dreaming Beyond Death.* © 2005 Kelly Bulkeley, Patricia Bulkley. Tous droits réservés.

Reproduit avec la permission de Flammarion Québec. Extraits tirés de *Les rêves en fin de vie : 100 récits de rêves pour faciliter la grande traversée,* Nicole Gratton et Monique Séguin, Flammarion Québec, 2009. Tous droits réservés.

Reproduit avec la permission de University of California Press. Extraits tirés de *Ancient Egyptian Literature: A Book of Readings, Volume I: The Old and Middle Kingdoms,* Miriam Lichtheim, University of California Press, 1975. Tous droits réservés.

À propos de l'auteure

Jeanne Van Bronkhorst travaille depuis 20 ans auprès de personnes souffrant d'une maladie mortelle, dont 10 en tant que travailleuse sociale et conseillère de soutien au deuil dans un centre de soins terminaux. Elle a dirigé des groupes de suivi de deuil et a formé des volontaires à accompagner les personnes endeuillées dans divers centres de soins terminaux aux États-Unis et au Canada. Elle est diplômée en psychologie et en travail social et porte un grand intérêt à la recherche en sciences sociales. Elle s'est mise à l'écriture à temps plein il y a quelques années et son premier livre, *Prémonitions au quotidien : comment nous servir de la connaissance spontanée lorsque la raison est inadéquate* (2013), a été traduit dans trois langues. Elle s'intéresse aux rêves depuis toujours, ce qui l'a amenée à introduire ce domaine dans sa pratique en soins terminaux – un outil qui s'est révélé si efficace qu'il a donné lieu à ce livre. Elle vit à Toronto et se consacre maintenant à un projet de recherche, avec des professionnels de la santé du Canada et des États-Unis sur les rêves de patients.

AdA
éditions

www.ada-inc.com
info@ada-inc.com

www.facebook.com/EditionsAdA

www.twitter.com/EditionsAdA